朝、起きられない病

起立性調節障害と栄養の関係

今西康次

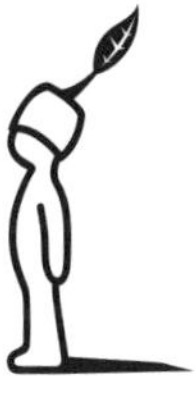

光文社新書

はじめに

子どもたちの「朝起きられない」が増えている

私は沖縄県にある小児専門クリニックで、一般小児科診療を日々行なっています。その中で、自閉スペクトラム症や注意欠陥・多動性障害（ＡＤＨＤ）などのほか、不登校の児童生徒も診てきました。

このような不登校の児童生徒の中に、特に朝の調子が悪くて学校に行けない人たちがいます。めまいやだるさから立ち上がることができない。頭痛や吐き気がする。動悸がして時には失神することさえある。そうした不調が朝に集中する病気を「起立性調節障害」といいます。症状は人によって様々ですが、「とにかく朝がつらい」というのが共通する特徴です。

起立性調節障害の症状は、時間が経つにつれて治まって、だんだん元気になってくるため、昼頃からであれば何とか登校できることもあります。また、日によって調子のよし悪しに差が激しいため、朝から元気に登校できることもあります。運動会や学芸会の時にはなぜか調子がよい、ということもあります。

このように、時間によって、日によって、症状に変動があることから、仮病と誤解されてしまうこともよくあるのです。

起立性調節障害の映画が話題に

２０２１年、女子高校生の手による『今日も明日も負け犬。――起立性調節障害と紡いでいく――』という映画が製作され、一部で話題になりました。この映画は、起立性調節障害に苦しんだ16歳の女子高生が、自らの体験を映画化したものです。脚本はクラスメートが書き、制作費はクラウドファンディングによって集められました。すべて女子高校生だけで編成された制作メンバーで作り上げた映画だったのです。

本作は、国内最大規模の高校生映画コンクールである「高校生のための eiga worldcup ２０２１」（ＮＰＯ法人映画甲子園主催）で最優秀作品賞を受賞し、国内だけでなく海外でも上映されました。

私もこの映画を日本外来小児科学会の起立性調節障害の研修会の場で観ることができました。公式ホームページに掲載されているあらすじを以下に引用します。


今日も明日も負け犬。


中学2年生の西山夏実は、素敵な先生や友達に恵まれ、順風満帆な学校生活を送っていた。

しかし、ある日突然『起立性調節障害』という病気が彼女の体を襲う。

遅刻、欠席が増え、教室に入ることができなくなった夏実は、保健室登校を始める。

病気を周りに理解されないことが、身体だけでなくいつのまにか夏実の心までも苦しめていたのである。

そこで出会った　蒔田ひかる　という少女が夏実の運命を左右することに。

生気を失ったような彼女は、口を開くことも微笑むことも全くしない。

夏実はそんなひかるを見て、鏡を見ているような気分になっていた。

夏実は〈ひかるを笑わせる〉という夢を抱き、保健室生活を二人で過ごすが、ひかるは突如姿を消す。
果たして、夏実は病気を抱える体で夢を叶えることができるのか。
二人が紡いだ【奇跡の物語】が、あなたの心に寄り添う。
（『今日も明日も負け犬。』公式ＨＰ https://makeinu.dog/kyoumoashitamomakeinu/ より）

このあらすじに示されているように、起立性調節障害という病気は、それまで何の問題もなく元気に学校生活を送っていた児童生徒に突然起こることが少なくありません。「学校に行きたい」「普通に授業を受けたい」という本人の意思とは裏腹に、朝だるくて起きることができない、頭痛や吐き気がする、学校へたどり着いても教室で過ごすのがつらいといったことが起こります。

一方で、楽しい行事の時には調子がよかったりするため、周囲から不信の目で見られてしまうこともあります。病院で調べてもらってもはっきりした異常は見つからないことがほとんどで、本人にとってとてもつらい状況に陥ってしまうのです。

起立性調節障害という病気が、一般にはあまり知られていないということも、このつらい状況に拍車をかけています。

また、小児期に発症した起立性調節障害の約4割は、大人になってからも症状が続くという報告もあり、けっして子どもだけの問題ではないことも見逃せません。

本書では、こうした「朝起きられない病」である起立性調節障害という病気について、ガイドラインに沿って解説すると同時に、食事栄養療法という新しい視点の治療法を、併せて紹介していきます。

「怠け病」といわれがちな起立性調節障害という病気の理解を広めていただくとともに、現代の標準治療に加えて、栄養失調という根本原因を取り除く視点を取り入れてもらうべく、記したものです。

そのために、第1章ではまずは起立性調節障害という耳慣れない病気について、現在までに分かっている情報を、医師が用いる治療用ガイドラインと併せて説明します。「怠け病」という誤解があるために子どもたちが苦しんでいる現状や、治療の難しさについてもお伝えしていきます。

第2章では、起立性調節障害と栄養の関係について解説しました。一般的な治療で改善しにくい理由、発達段階の子どもたちの体と栄養状態にはどんな変化があるのかといったことにも理解を深めていただけることと思います。

第3章では、実際の症例から、起立性調節障害の栄養療法がどんなプロセスを経て行なわれていくのかをご紹介します。同じ起立性調節障害でも、患者によって様々なアプローチがあること、家族の協力が改善に大きく影響することがお分かりいただけることでしょう。

一日でも早く子どもたちが健康を取り戻し、学業やスポーツに生き生きと取り組めるように、本書を参考にしていただければと思います。

朝、起きられない病

目次

第1章　「起立性調節障害」という病——19

（2）起立性調節障害とはどんな病気か？　37

第2章　「起立性調節障害」の栄養療法——77

編集協力・木村直子
本文図版作成・キンダイ

第１章　「起立性調節障害」という病

（1）「朝、起きられない」の意外な原因

「学校に行きたいのに行けない」の引き金は

不登校の原因は実に様々ですが、中でも多いものを挙げると次のようなケースがあります。

・友達とのトラブル
・先生が怖くて行けなくなった
・大勢生徒がいる教室に入るのが苦痛
・席に座っているのが苦手で教室をうろうろしたり、校庭に出てしまったりすることで、学校へ行きにくくなった
・授業中におなかが痛くなって頻繁にトイレに行くため、学校へ行きにくくなった
・学校の勉強がつまらなくて自分の好きな勉強がしたいため、学校へ行きたくない

・月曜日になると頭痛や腹痛がして家から出られない

中にはそれでも学校へ行こうと、起床して朝食も食べ、きちんと支度も済んだのに、結局家から出られない、校門まではやってきたけれど中に入れない、といったこともあります。

そして、このような不登校の児童生徒の中で、特に、朝の調子が悪くて学校に行けないケースが、起立性調節障害です。

布団から出ようとしても、どうしてもだるくて起き上がれない、強い頭痛で動けない、吐き気がするなど、これまた症状は人によって様々ですが、特に朝の調子が悪いために、起立性調節障害がある子どもは「学校へ行きたくても行けない」ことが多くなります。

こうした起立性調節障害の子どもの多くは、調子が悪くなる前は、ごく普通に生活できていたケースがほとんどです。幼稚園や小学校低学年までは全く問題なく学校に通っていたのに、小学校高学年から中学生頃から急に調子を崩すのです。当たり前のように登校できていたのに、原因も分からないまま急に絶不調になってしまうため、本人も家族も大きく動揺してしまいます。特に、本人にとってみれば、自分自身が別人になってしまったような感覚だろうと思います。

この病気は、本人が一番つらいはずです。

不登校の原因は、最初に述べたように実に様々で、複数の要因がオーバーラップしていることが少なくありません。起立性調節障害がある場合も、自閉スペクトラム症の傾向を併せ持つ……といったこともあります。したがって、診断は慎重に行なわれなければなりません。

「怠け病」「仮病」と放置されているケースが多いのも大問題

起立性調節障害は、学校の授業が難しくなり、対人関係が複雑になり、様々なことに興味を示す年齢になった二次性徴期頃に症状が出てきます。熱が出るわけでもなく、強い咳があるわけでもありません。本人だけにしか、このつらさは分からないのです。そのため、他人の目には「本当に病気なのだろうか?」と疑わしく映ってしまうことが少なくありません。

起立性調節障害の多くが「怠け病」「仮病」と誤解を受けてしまいがちなのは、こうした事情があるためです。起立性調節障害という病名自体が、まだまだよく知られていないという現状もあります。担任の先生ですらよく知らないということが少なくないでしょう。

熱や咳といった、他人から見てすぐそれと分かるような症状がないだけに、起立性調節障害のつらさはなかなか理解してもらえません。周りに理解してもらえないから、なおのこと本人は孤独感を募らせ、つらさが増していきます。

身体的な不調から始まり、周囲の理解不足が重なって居心地が悪くなった結果、精神的にも参ってしまい教室から足が遠のいてしまう――いわば、「つらさの悪循環」です。

現在の治療ガイドラインでは解決は難しい

起立性調節障害には、他の病気と同じように「診断・治療ガイドライン」があります。日本小児心身医学会が「ガイドライン２００５」を２００６年に発行、２０１５年には「ガイドライン２０１５」として改訂版が出ています（38頁で後述）。

診断基準や検査方法は、いくつかの変遷を経て、現在は「新起立試験」と呼ばれる、やや煩雑《はんざつ》な検査方法になっています。治療方法には大きな変化はないものの、病気の理解や協調と支援といった部分の比重が増し、補助的に薬物療法があります。

本人の調子の悪さを先生やクラスメートは理解し見守ってあげる。調子が悪い時には自宅で休養したり、保健室を利用するなど柔軟に対応しながら、本人が過ごしやすい環境を提供してあげることが大事だというものです。

また、心理士やスクールカウンセラーによる心理療法も有効とされています。

薬物療法は補助的な位置づけですが、朝の低血圧が見られることから、血圧を上げる薬やメンタルを改善する薬が使われたりします。

このような治療法は、以前から大きな変化がありません。過去、あるいは現在のガイドラインでは、起立性調節障害の原因は自律神経の不調とされています。血圧を制御しているのは自律神経なので、何らかの原因で自律神経の不調が起こることで低血圧になってしまっている。だから血圧を上げる薬が有効、といった考え方です。

「なるほど、自律神経のトラブルか」と、もっともらしく聞こえるのですが、なぜ自律神経のトラブルが生じるのかということについては、深くは言及していません。つまり、それもまた、分かっていないということです。元来、元気で学校生活を全く問題なく送っていた人が、なぜ自律神経の不調をきたすのか？　といった、根源的な問題には残念ながら触れていないのです。そのため、「血圧が低めなので薬で上げましょう」という対症療法的な治療に留まっています。

先に述べた通り、起立性調節障害の原因は複雑で様々であるため、そうならざるをえないとは思いますが、私は根本原因に迫らずして解決はないと考えています。

「元気だった子ども」が二次性徴期に不調になるのは、栄養不足

私たち栄養を専門にする医師たちは、自律神経の不調には少なからず栄養が関与していると考えています。

実際に、起立性調節障害の児童生徒の栄養評価を行なうと、総じてタンパク質不足やミネラル不足が存在しています。体の調子を崩して十分に食事がとれなくなったことで低栄養となり、それが徐々に進行し、さらに不調が加速して余計に食べられなくなってしまったのかもしれません。まさに、「卵が先か鶏が先か」の議論と同じなのですが、二次性徴が始まる年齢層に多いことや、現代の食生活事情を考えると、「低栄養が先にある」と考える方が妥当でしょう。

人間は生物ですから、それぞれの細胞が健全に働くことで、様々な機能が維持されています。そして、機能を維持するためには、細胞が働きやすい細胞環境を作ってあげることが欠かせません。

細胞が働くためにはエネルギーが必要であり、電解質や様々な物質が適切に供給される必要があります。これらはまさに、栄養問題そのものなのです。

特に重要な栄養素は、タンパク質でありミネラルです。タンパク質やミネラルは体の細胞

の材料そのものであり、細胞が正常に機能するために必須の電解質はミネラルそのものだからです。また、血液やホルモンの主たる原料にもなります。これらが不十分な状態では、細胞は本来の機能を発揮できません。

そのため、不調が発生した時には、まずは栄養状態を適正化するのが治療の出発点だと私は考えています。

元来元気だったということは、その人に備わっている生命体としての機能には異常はなかったということです。より多くの栄養が必要となる二次性徴期に適切な栄養を摂取できなくなったために不調が出ているという視点が必要です。

残念ながら、現在の治療ガイドラインには栄養の視点がほぼ欠落しています。さらにいうと、日本の医学的思考には「栄養で治す」という視点がないのが現実です。本書ではこの栄養の視点から、起立性調節障害の治療を考えていきます。

日本の医療現場には栄養と病気を結び付ける医師がいない

日本の医学は、基本的に西洋医学です。昔はドイツの医学が中心でしたが、現在はアメリカの医学が世界の中心になっているため、日本でももっぱら、アメリカ医学の影響が大きいといえます。医学部で使用する教科書を執筆している日本の先生方も、主にアメリカの医学を学んでいます。

アメリカを中心とする欧米の近代医学は、ＥＢＭ（Evidence-Based Medicine：根拠に基づく医療）に基づいています。ＥＢＭが重要視される前は、専門家の経験則による意見に基づいたものでした。しかし近代以降は、専門家個人の経験則よりも、より普遍的で合理的な研究結果を根拠にした論理的な医学へと変化してきました。そのため、現在の日本の医学教育でもＥＢＭの重要性が説かれるようになったという背景があります。

「根拠に基づく」という考えは素晴らしいのですが、そのベースとなる研究は、薬の開発を目的としたものが多いという現実があります。新しいＡという化学物質が、Ｂという病気に効果があるかどうか、という研究です。

医学の分野には基礎医学と臨床医学があります。

基礎医学は解剖学、生理学、生化学、細菌・ウイルス学、医動物学、免疫学、病理学、薬理学などを含みます。まさに医学の基礎をなす研究分野です。

一方の臨床医学は、内科、外科、産婦人科、小児科、耳鼻咽喉科、眼科、精神科など、実際に患者や妊婦を治療したり診断したりする医学分野です。

皆さんが医学という言葉からイメージするものは、病気を治す医療のことだと思います。実際の医学の分野においても、臨床医学に携わる人が大多数です。

研究には研究費が必要となりますが、薬の開発などの研究には、多くの研究費がつぎ込まれています。多くの経費がかかる大規模な研究は、概して薬剤の開発に関わるようなものが中心になってしまいます。薬がなかった時代の治療では、食事栄養というのが重要だったのですが、産業革命以降、医学の中心は薬を用いた治療にシフトしています。

医師の関心も、当然のことながら、新しい検査、新しい薬になってしまいます。栄養に関心のある医師はほとんどいなくなってしまったといってよいでしょう。

医学部での教育においても、栄養学の授業はあるのですが、実際のところ消化試合のような位置づけです。残念ながら、栄養学の授業に興味を持つ医学生は皆無に近いといっていいでしょう。

こうした事情から、治療においては「いかに薬をうまく使うか」が医師の腕の見せ所と思われており、「栄養で治そう」などと考える医師はまずいません。さらに、医師の栄養に対する知識も決して自慢できるものではありません。

実際の医療の現場においても、食事指導は管理栄養士に丸投げで、医師が直接指導することは少ないのが現状です。そのため、「食べすぎないように」「油ものは減らしましょう」などの通り一遍のアドバイスしかできません。

医師は「体重を減らしてください」と指導しますが、具体的にどうやって減らすかということは指導できません。多くの医師は体重をいかにして減らすかというポイントを知らないのです。なぜなら、減量の方法を学ぶ機会もないし、興味もないからです。

100年前にはあった「食事栄養の視点」が消えた理由

100年前の内科学の教科書で糖尿病の治療法を調べると、炭水化物を減らすように記載されています。糖尿病の大半は2型糖尿病なのですが、この病気はまさに炭水化物の食べすぎが原因です。そのため、2型糖尿病の人は、炭水化物を減らしてタンパク質や脂質を十分にとれば、糖尿病とはおさらばできます。

100年前の医学では、そういった食事栄養の視点から治療がされていましたが、現在の糖尿病の治療の中心は、薬です。炭水化物を減らすような指導はされません。「バランスよく」といった、まやかしの表現で食事指導されます。

糖尿病の人にとっての「バランスよく」というのは、炭水化物を減らすことなのですが、実際には、栄養バランスは普通の人と変えずに、カロリーだけを減らすような荒唐無稽な指導がまかり通っています。基準となるガイドラインでそうなっているのですが、ガイドラインを作っている先生方が栄養に無頓着なのですから仕方ありません。

このような背景があり、現代の医学というのは検査や薬での治療が主眼になってしまっています。もちろん病気の多くは、適切な薬を使うことによって早く改善するのですが、薬が必要ない、あるいは薬で治療することが不適切な病気もあります。病気は薬だけで治すものではなく、その病態や原因に応じた治療方法の選択肢が必要であり、食事栄養療法も重要な治療法の一つです。

本書を手に取っていただいた皆さんの困りごとである起立性調節障害は、まさしく食事栄養療法が重要な治療法の一つなのです。

「臨床に栄養療法が必要」と確信させた論文との出会い

私自身、医学部の学生時代は栄養学に興味があったわけではありませんでした。正直、「こなさなければならない」という認識しか持っていない授業の一つでした。

そんな私が食事栄養に興味を持つようになったきっかけは、2008年の夏に発表されたある論文に出会ったことでした。今でも鮮明に覚えています。当時の私は、研修医の教育も仕事の一つであったため、常に新しい論文をチェックするのが日常となっていました。その中で、ある時、その論文を目にすることになったのです。

それは『ＮＥＪＭ（The New England Journal of Medicine）』という、世界でもトップクラスの医学雑誌に掲載された、糖質制限の優れた効果を研究した論文でした（＊１）。著者のアイリス・シャイ博士はイスラエルの研究者で、イスラエルの軍人を対象に研究を行ないました。

通常、こうした栄養関係の研究では、食事の内容は聞き取り調査や申告ベースであるため、栄養管理・栄養評価はどこまで信頼できるのか、はなはだ疑問であることがよくあります。しかし、この研究の対象は軍人だったため、食事はすべて宿舎で提供することができたことから、正確な栄養管理が可能となり、栄養価の評価に対する信頼性も高いものとなりました。

研究の結果は、糖質制限をすることが、減量の観点からも、脂質プロファイル改善の観点からも優れている、というものでした。糖質制限をすることで体重がよく下がり、高脂血症が改善したのです。

「脂質を減らしてカロリーを減らすとよい」という、従来の常識を覆《くつがえ》す画期的な研究でした。しかも権威ある『NEJM』で発表されたというのも大きな意義があります。

糖質制限については、100年前の内科学の教科書に書かれていたり、1970年代にアメリカの医師、ロバート・アトキンス博士が提唱したりと、古くからその考えは存在していました。しかし、穀物の摂取を減らすという考えが国の食料政策と真逆であるため、残念ながら蔑視されていた歴史があります。

実は私自身、先輩医師から糖質制限のことを教えられた当初は、正直なところ「眉唾《まゆつば》な考えだ」と思っていました。ところが、前述の論文が発表され、それを目にした時から認識がガラリと変わりました。眉唾だと思い込んでいた考え方が実は正しいと知り、常識にとらわれていた自分の愚かさに、はたと気が付いたのでした。

それ以来、先入観を持たずに様々な考え方に接するように努力してきました。食事栄養療法についても同様で、多くの考えに接して自分なりに正しいと信じることができる理論を見つけるに至りました。そして実際に、その理論を患者さんに指導することで、よい結果を導くことができるようにもなりました。

治療法に唯一無二はなく、医学の常識が必ずしも正しいわけではありません。私が医師になってから20年の間にも、治療法の評価は変化し、それまでと真逆の治療法が支持されるようになった病気も珍しくないのです。

そのため、我々医師は先入観を持つことなく、様々な意見に耳を傾け、よりよい治療法を考えていく姿勢が大切であると考えています。

あまりに複雑化した現代の食事情

食事栄養は社会の変化や生活スタイルの影響を受けます。私が子どもの頃の食生活と現在の食生活は、あまりにも異なります。私が田舎で育ったからかもしれませんが、食材は、畑で採れた野菜や、肉や魚が主であり、母や祖母がそれを料理していました。当時は、便利な調味料もさほどありませんでした。味噌汁の出汁《だし》は煮干しや鰹節が当たり前で、外食することは数えるほどでした。

現代ではどうでしょう。スーパーやコンビニに調理済みの惣菜があふれ、外食の機会も選択肢も格段に多くなりました。それと反比例するように、自然そのままの食材を自宅で料理して食べる頻度は、昔に比べて格段に減っているのが実際です。大量生産される惣菜などの調理済み食品には、私たちの理解を超えた様々な材料が使用されています。当然のことながら、人工的なものも少なくありません。

このように、食事栄養のテーマは非常に複雑になってしまっています。詳しくは後述しますが、期待通りの栄養を含んでいない食品も多々あります。有害とはいえないまでも、体に望ましくない物質が入っていることさえあります。

現代はなんでも手に入りますが、ヒトという生命体をきちんと動かすための食事栄養を確保することは、実は困難な時代になっているのかもしれません。

知らず知らずのうちに栄養上の問題を生じ、その結果として体調不良をきたしていることが少なくないのだろうと思います。

トレードオフの関係にある「利便性」と「栄養」

起立性調節障害は自律神経の不調を原因とし、思春期に多い疾患として昨今注目されています。しかし、実際はかなり前から報告されている病気でした。

先に述べた通り、起立性調節障害は様々なストレスをきっかけに発症しますが、休養をメインに、病気への理解、共感といったメンタル面への配慮へ、対処法の重点が移ってきているように思います。治療ガイドラインを作成している先生方が、小児精神の専門家が中心になっているという背景があるからかもしれません。一方で海外では、自律神経の不調に伴う血圧や脈拍数の異常という視点から、どちらかというと循環器系の疾患に分類されているようで、日本での扱いとは異なる印象です。

いずれにしても、自律神経の不調をベースにしている点では同じです。自律神経の不調の原因は多岐にわたるため、画一的な治療法はなく、休養や病気への理解、患者への共感という対応が中心になってしまうのですが、不調の原因として、栄養という視点は極めて稀有なのです。これは起立性調節障害に限らず、多くの疾患において当てはまります。

食事内容に大きな問題があったとしても、たいていは何らかの薬剤で治してしまおうとします。治療=薬物療法（あるいは外科的治療、放射線治療……etc.）であるのが、現代の医学です。残念ながら、患者の食事に対しては無頓着であり、「栄養に問題があるから体がきちんと機能していない」という視点はありません。

ところが実際には、先に述べた通り、栄養の問題は非常に複雑になってきています。単なる偏食による栄養の偏りといったベーシックな原因だけではなく、調理済み食品などに潜む問題など、多岐にわたっているのです。

おいしさや手軽さは、たいてい栄養とは裏腹です。コストを下げるために栄養は犠牲にされがちで、同じ食材を使っていても、生の食材を調理して食べるのと、加工済み食品を食べるのとでは栄養価には格段の差があるのです。

食材の加工段階でミネラル分が抜け出ている問題が指摘されているように、たとえ十分な量をとっても、実は期待通りの栄養は得られていません。私たちは便利さと引き換えに、低栄養を手にしてしまっているのです。

起立性調節障害がある子どもはほぼ間違いなく、栄養障害に陥っています。中でも、特に不足しているのがタンパク質、ビタミンB、鉄や亜鉛です。必要な栄養と摂取量は、国が基準を示してくれています。それを確認しながら、自分や家族が食べているものが、必要な栄養をきちんと含んでいるのかを、いま一度、再確認してみてください。外食や加工済み食品が中心になっていて、栄養価が低くなってしまったものを食べてはいないでしょうか?

ファストフード、ファミリーレストラン、お弁当、スーパーには調理済みの惣菜、コンビニには有名シェフとコラボした冷凍食品がズラリと並んでいます。どれもおいしく、便利なのですが、残念ながら私の目から見れば、栄養面では疑問だらけです。知らず知らずのうちに様々な添加物も一緒に摂取してしまっていることは間違いありません。

便利さと引き換えに、犠牲にしているものが多々あることをぜひ知っていただきたいのです。「すべてを手作りしろ」と言いたいわけではありません。「自分が食べているものが、自分の身体をちゃんと動かすことができる栄養を含んでいるのか?」という視点を持ってもらいたい。そして、起立性調節障害がある子どもたちではどうだろうかと、考えてもらいたいのです。

(2) 起立性調節障害とはどんな病気か?

起立性調節障害の歴史

起立性調節障害が日本で初めて紹介されたのは、今から60年以上も前の1958年のことです。その翌年の1959年に東京大学の小児科教授・高津忠夫氏を班長に「小児起立性調節障害研究班」が結成され、起立性調節障害の研究が始まりました。

当初、起立性調節障害は循環器系に起こる自律神経失調症であると考えられていました。しかしその後、起立などの体位変換だけではなく、その他諸々の刺激や変化によっても生体反応が過敏に反応し、循環器のみならず全身的に各器官や組織に調節障害を起こすのではないかと考えられるようになっていきました。

１９７４年に高津氏によって発行された『起立性調節障害』（中外医学社）によると、起立性調節障害の症状は中高生の10％以上に見られ、この疾患概念ができる前までは、虚弱児、あるいは原因不明の疾患、あるいは検査しても異常がない神経症的な状態などと診断されてきたようです。

遅刻や欠席を繰り返す児童に多く、学校保健に携わる病院や保健師の間では、起立性調節障害と児童の遅刻欠席との関連はすでに問題になっていたようですが、当時の学校医に小児科医が多いとはいえなかったために、小児科医の間ではあまり注目されていなかったようです。

また、当時の起立性調節障害の診断基準は、主に自覚症状を中心としたもので、心電図変化などをみる起立試験はその解釈が難しく、結果的に問診が中心となり、客観性が高くなかったといいます。

２００３年に日本小児心身医学会が起立性調節障害の診断に関するワーキンググループを作り、２００６年９月には心電図や血圧といった客観的な情報を加味した診断・治療ガイドライン『小児起立性調節障害診断・治療ガイドライン２００５』を発表しました。その当時、海外には本疾患のガイドラインが存在しなかったため、2009年に海外向けの英語版のガイドラインが発表されています。

現在の治療には、この改訂版である『小児起立性調節障害診断・治療ガイドライン2015』(＊2)が使われています。2015年改訂版の解説には、起立性調節障害（OD：Orthostatic Dysregulation）について次のように記されています。

起立性調節障害（OD）は、起立に伴う循環動態の変化に対する生体の代償的調節機構が何らかの原因で破綻して生じたものである。この機構には循環血液量、心拍出量、末梢血管特性、脳循環調節特性、そして、これらを調節統合する自律神経機能が含まれる。ODはこの機構のいずれかに異常のみられる機能性身体疾患であり、とくに自律神経系による循環調節不全が主要原因である。また一方で心理的ストレスによって影響を受けやすいことから、ODは心身症としての側面が強い。これを裏付けるように、ODの約半数に不登校が併存し、また不登校の3〜4割にODを伴う。そのため、診断・治療においては心身医学的なアプローチが必要である。ODは生物学的機能異常（身体）と心理社会的因子（心）が、さまざまな程度に混ぜ合わさった幅広いスペクトラムからなる病態であり、治療者はそれを理解したうえで診療にあたることが大切である。

（日本小児心身医学会『小児心身医学会ガイドライン集（改訂第2版）』より抜粋）

資料1に示すように、ODは身体疾患と心理社会的因子の複合要因により生じているというのが現在の考え方です。このような疾患原因に対する考え方の変化が治療法の変化にも表れてきています。

資料1　心身医学的視点から見た起立性調節障害（OD）の理解

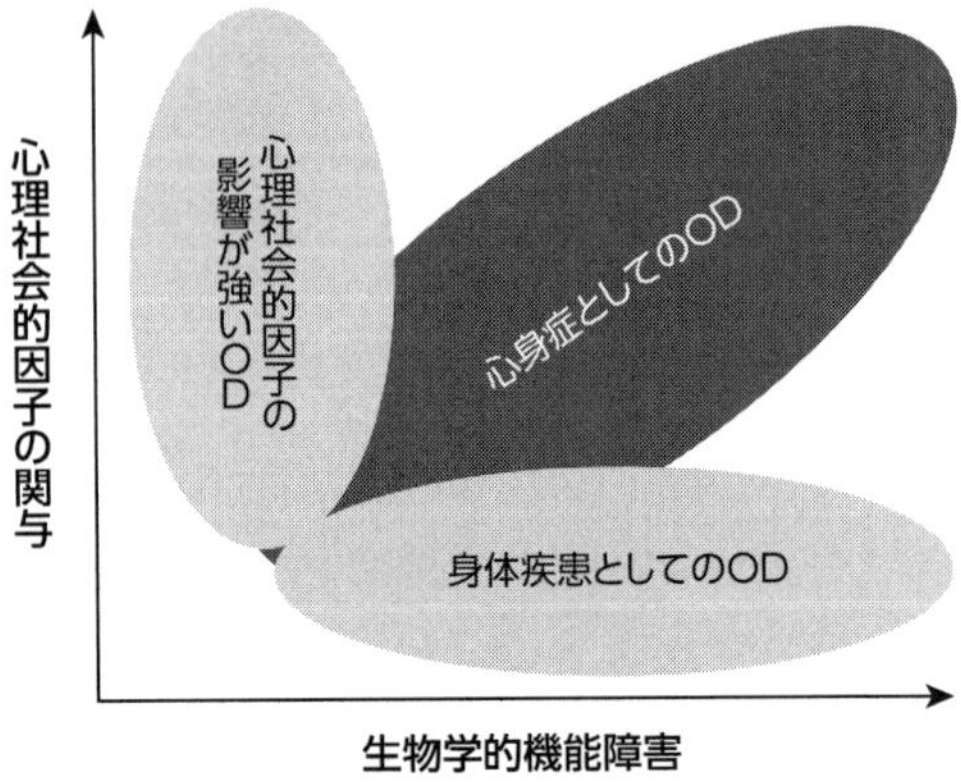

出所：『小児起立性調節障害診断・治療ガイドライン改訂2版（2015）』を参考に作成

自律神経と起立性調節障害

起立性調節障害は自律神経機能の働きの調子が悪いため、起床後に立ち上がった際、体全体や脳への血流が低下することから不調が起こるといわれています。

自律神経には、「交感神経」と「副交感神経」があり、心身の調子はこの2つの神経の絶妙なバランスの上に成り立っています。交感神経は心拍数や血圧を上げたり、瞳孔を開いて注視したりと、活発な行動をするための神経です。もう一方の副交感神経は、リラックスし、体の調子を整えたりする働きがあります。

起立性調節障害があるケースでは、この2つの神経のバランスが崩れているために、血圧や脈拍を上げたり下げたりする調整がうまくいきません。本来ならば、立ち上がる時には脳への血流を維持するために一時的に血管が収縮して血圧を維持、あるいはやや高めに保とうと働くのですが、起立性調節障害があると十分な血管収縮が得られないため、血圧は上がらず、脳への血流が一時的に不十分になります。

そのため、立ちくらみやめまい、動悸、起立不耐症、朝起き不良、頭痛、腹痛、全身倦怠感、気分不良、乗り物酔い、気を失うなどの症状が発生します。時には、気を失って倒れるケースもあります。

その他、無気力感、思考力の低下、記憶力の低下、成績の低下、イライラ、慢性疲労、寝つきが悪いといった症状が出ることもあります。

自律神経の調子がなぜ悪くなるのかについては、はっきりと分かっていません。原因が明確ではないために、治療法もスッキリと示すことができないというのが、起立性調節障害の特徴でもあります。

先に述べた通り、症状は起床時に強く現れるため、登校できなくなったり、登校できてもつらくて授業を受けることができずに保健室で休むような状態が起こりやすくなります。「朝に調子が悪い」というのは、不登校の初期症状と似ているため、本人は頑張って学校に行って授業を受けたいと思っているにもかかわらず、周りからは怠けやさぼりと誤解されてしまい、つらい思いをすることも多いようです。

また、起立性調節障害という病気そのものがあまり一般的には知られていないため、本人の困り感を学校の先生やクラスメートに理解してもらえないこともあり、二重につらい思いをすることになります。

起立性調節障害は思春期に発症しやすく、特に二次性徴が始まる時期に発症しやすい病気です。女子では、生理が始まる頃に起こりやすいといえます。

また、偏頭痛や過敏性腸症候群などの病気、自閉スペクトラム症などの発達障害との合併が多いという報告もあります。

起立性調節障害の早期発見や治療に結び付けるための資料として、2019年に岡山県教育委員会が作成した「起立性調節障害対応ガイドライン」(＊3)がとても分かりやすく参考になります。このガイドラインはネット上に公開されており、誰でも自由に見ることができます。

起立性調節障害が朝に多く発生する理由

起立性調節障害では朝の寝起きが悪いのですが、その理由は次の3つからなると説明されています。

①朝に交感神経の活動が悪いために血圧が上がりにくく、脳血流が少なくなってしまう。
②午後から交感神経の働きが活発になり始め、そのピークが夜にくるため、就寝時間になっても目がさえてしまい、寝つきが悪くなる。
③寝つきが悪いため夜更かしをしてしまい、その結果、さらに朝の寝起きが悪くなる。

この①から③がどんどん悪循環となって、朝起きられなくなってしまうようです。

そう聞くと「夜更かしすることが原因で朝起きられなくなるんじゃないの」と考えがちですが、そもそもは朝の交感神経の働きが悪いところに原因があるのです。そのため、夜更かしに対して積極的にアプローチしても、あまりよい効果はなく、かえってうまくいかないことで家族がイライラしてしまうことにつながります。

朝は優しく粘り強く起こす、朝日を入れて目覚めを促す、少しでも早く消灯して眠りにつく努力をする、こうした対応がよいとされています。

中高生の10人に1人——うち4割は成人後も症状に悩まされる

2016年に日本小児科学会がまとめた資料によれば、軽症例も含めると、中高生の約10％に起立性調節障害が見られているとされています。全国の中高生の各学年に約12万人、中高生全体では約70万人いると推定されています。

軽症例では日常生活にあまり支障はないものの、「欠席を繰り返して不登校状態に陥る重症例は約1％」といわれています。実際に、起立性調節障害による不登校は、全国で約7万人と推定されています。

1999年の調査では、10代前半の子どもの約8％と見られていた起立性調節障害は、年々増加しており、現在では10％程度といわれています。

増加の原因ははっきり分かっておらず、さらに困ったことに、小児期に発症した起立性調節障害の約40％は、成人以降にも症状が続くという報告もあります（＊4）。

先にも触れた岡山県教育委員会の『起立性調節障害対応ガイドライン』によると、小学生で約5％、中学生で約10％、重症例は小中学生全体の約1％。女子は男子より2割ほど多く、小学校高学年から増え始め、中学生で急増する傾向があります。初潮や身長の伸びのスパートなど二次性徴の頃に発症することが多いようです。近年、起立性調節障害と診断される子どもは増えており、現代の夜型社会、運動不足、複雑化した社会における心理社会的ストレスが背景にあるとしています。

1970年頃においても、先の高津氏（37頁）の報告では、中高生の10％以上に起立性調節障害が見られるとあります。診断基準は時代とともに変化していますが、今も昔もおおむね10％程度存在していることが分かります。

遺伝性ではないのに「母親が有病だと子どももなりやすい」のはなぜか

ネット検索してみると「起立性調節障害は遺伝しやすい」との記述を目にすることがあり

ます。「起立性調節障害である子どものうち、親も起立性調節障害であった割合は約50％」との説明をしているサイトもありました。

しかし、『小児起立性調節障害診断・治療ガイドライン』では、遺伝についての記載はありませんし、医学論文を検索しても、起立性調節障害と遺伝について触れているものを見つけることはできませんでした。小児のめまいに関する論文の中で、めまいの原因として起立性調節障害が少なくないこと、めまいの家族性について触れている程度です。

起立性調節障害にはいくつかのサブタイプがあり、その一部は自律神経の不調など体質的な影響を受けやすく、そのために家族内で罹病経験者がいる可能性はあります。心理的な影響を受けやすい病気であるため、親子間で同様の症状に悩むケースもあると思われます。

しかし、むしろ、家族内に原因となりうる、（遺伝とは異なる）共通の問題点が存在していると考え、その共通の問題点が何かを検討することに価値があると思えます。

後ほど第2章で詳しく述べますが、起立性調節障害の要因には食事栄養問題が大きく影響しています。「家族は同じ食事をするため、同じ健康上のトラブルを起こしやすい」ということは、十分いえるでしょう。

起立性調節障害を起こす原因遺伝子は見つかっていないことからも、私は、遺伝する病気ではないであろうと考えています。一方で、心理的要因や食事栄養要因から、家族内では同じトラブルを抱えやすく、家族歴はそれなりにあると思われます。
親（特に母親）から受け継いだ体質よりも、親から与えられた環境（社会的環境、食事栄養といった環境）に、家族歴が高くなる原因があるのだろうと私は考えます。

起立性調節障害の身体症状

これまでに述べてきた通り、起立性調節障害には様々な症状があります。よく見られる症状をまとめると次の通りです。

・朝起きづらいなどの起立失調症状
・朝の食欲不振、全身倦怠感
・立っていると気分が悪くなる、立ちくらみがする
・慢性疲労、気分不良、動悸、寝つきが悪い、気を失う（失神発作）
・思考力の低下、成績の低下、イライラ、頭痛や腹痛
・日内変動や季節変動がある

朝起きるのがとても苦手で、起こしてもらっているのに「その記憶がない」ということもあります。布団から出てもぼーっとして、着替えなど次の動作ができません。朝の食欲不振、全身倦怠感、頭痛や立っている時の気分不良、立ちくらみなどのほか、ひどい時は気を失うこともあります。

これもすでに述べましたが、午前中、特に朝に調子が悪く、午後になると徐々に体調がよくなり、夜は元気になって目がさえて眠れないといった、症状の日内変動があります。

季節による症状の変動もあり、一般的に春や秋など季節の変わり目に症状が悪化しやすいことも分かっています。「5月病」という言葉があるように、この病気も春から夏にかけて悪化傾向があり、特に夏休み明けの時期に症状が強くなるほか、天候や気圧の変化が影響することもあります。

朝に限らず、慢性的な疲労感、気分不良、寝つきの悪さ、気を失ってしまう、思考力の低下、成績の低下、イライラ、頭痛、腹痛、などの症状も見られます。

交感神経の働きが低下しているのが原因で、本人が怠けようと思っているわけではありませんから、朝の寝起きの悪さに対して、親が大きな声で怒鳴ってもよい結果にはなりません。

繰り返し声をかけることはするが、決して怒らないこと、部屋を明るくして布団をはがすなどの対応がよいとされています。

起立性調節障害の精神症状

起立性調節障害は、精神的な不調も招くことがあります。まとめると、次のような症状がよく見られます。

・自信をなくす
・教室に入りづらくなる
・イライラ
・不安感が強くなる

起立性調節障害は、主に朝の不調といった身体症状に始まりますが、そのために遅刻したり、授業中に調子が悪くなって保健室利用が増えたりすることで、勉強の遅れが生じることがあります。加えて夜には元気になる、といった日内変動や季節変動があることから、担任や友達から体調不良への理解を得られなくなっていき、教室での居心地が悪くなることもあります。それに勉強の遅れが加わって、強い焦燥感を抱くようにもなります。

先に述べた通り、保育園、幼稚園、小学校の低学年・中学年あたりまでは元気で明るかった子が、ある時から突然、起立性調節障害になることが少なくないため、本人にも調子が悪くなった理由が分かりません。健康に対する不安のみならず、学校生活に対する不安、勉強の遅れに対する不安、進学の不安、友達関係の不安など、様々な不安が二重、三重にのしかかってきます。

この不安が、不眠や食欲不振といった、身体的な悪影響にもつながってしまい、まさに悪循環に陥ることになります。

家族、担任、友達からの無理解や誤解は、やがて不登校や引きこもりといった二次障害につながり、状態を複雑化していきます。二次障害を引き起こさないようにするためにも、正しい病気の理解と周囲への啓蒙《けいもう》は、非常に重要であると私は考えています。

二次性徴期の子どもに起こりやすいわけ

起立性調節障害は、小学校高学年あたりから高校生にかけての年齢で起こりやすいトラブルです。この年齢を表す言葉に「二次性徴期」と「思春期」があります。

二次性徴期とは、ホルモンの分泌によって制御される、身体的な成熟が起こる時期を指します。通常、思春期の前半である10歳から14歳の間に始まりますが、男子よりも女子の方に早く現れるのが一般的です。この時期には、体の成長や骨の発育のほか、性器や乳房の成長、体毛の発生、声の変化など、性的な特徴も現れます。

一方、思春期とは、心理的、社会的、および感情的な変化が起こる成長段階のことを指しており、一般的に10代から20代前半までの期間がそれにあたります。思春期には、自己同一性の形成、独立性の追求、社会的役割の探索、性的な意識の覚醒などが含まれます。

思春期は個人の心理的および社会的な発達が進む時期であり、多くの人にとって自己同一性の確立や将来への目標設定などが重要なテーマとなります。

このように、「二次性徴期」は「身体的な成熟に注目した概念」であり、「思春期」は「心理的社会的な成熟に注目した概念」といえるでしょう。

10代前半は、身体的、心理的、社会的といったあらゆる面で大きく変化、成熟する時期にあたります。これらの大きな変化がある時に起立性調節障害が起こることで、様々なひずみが発生することになるのです。

二次性徴で起こる体の発達と起立性調節障害との関係

一次性徴とは、生まれてすぐに分かる、男女の性器に見られる特徴（男性の精巣や陰茎、女性の子宮、卵巣や外性器）のことです。対して二次性徴とは、先の通り、思春期になって現れる、性器や身体の各部分に見られる男女の特徴の変化のことをいいます。

思春期になると、脳内にある視床下部から「ＧｎＲＨ（性腺刺激ホルモン放出ホルモン）」を出すように、下垂体に命令が出されます。すると、下垂体から「ゴナドトロピン（性腺刺激ホルモン）」が分泌され、それが男性は精巣、女性は卵巣に作用し、精巣から男性ホルモン、卵巣から女性ホルモンが出されます。ホルモンは血液によって体の各部分に運ばれ、男性として、女性としての二次性徴が現れるようになります。

こうした性的な成熟と同時に、身体的な成長も急速に起こります。

身長が特に伸びる時期である「成長スパート」も、こうした身体的な急成長の一つです。

身長が伸びると体の体積も増加し、これに合わせて心臓も大きくなりますが、この時、血管の成長が心臓の成長に追いつかない時期があります。そのために、血圧のコントロールが適切に行なわれなくなることがあると考えられています。

　また、二次性徴期には先述の通り、性ホルモンの分泌が増しますが、性ホルモンは血管の調節にも関与していることが知られています。そのため、ホルモンの変動によって血管の伸縮機能や循環血液量に影響が出ることもあります。

　こうした要因が影響することで、二次性徴の時期には血圧に何らかの変化が起こり、起立性調節障害の発症に影響しているとも考えられます。

　またこの時期の特徴として、子どもが自ら食べるものを選択する機会が増加するということも挙げられます。そのため、肥満、痩せに代表される、学童期・思春期の栄養障害を招きやすい時期ともいえます。とはいえ、栄養問題の背景には、子ども自身の知識不足や無関心だけでなく、現代の環境や社会の影響も同時に考える必要があります。

　肥満の観点からは、スナック菓子や清涼飲料水であふれた状況や、いつでもどこでも簡単に食品を得ることができる環境による過食傾向、糖質過剰などといった問題が挙げられます。

　一方、痩せの観点からは、様々なダイエット情報がメディアにあふれ、痩せていること自体が賞賛されるような社会の風潮による「痩せ志向」の問題などが存在するでしょう。中学生・高校生の女子の約70〜80％が「痩せ願望」を有しており、中学生女子では約35％、高校生女子では約55％が、実際にダイエットの経験があるという報告もあります（＊5）。

後ほど他の章で触れますが、この時期は一生の中で最も高タンパク・高脂質・高ミネラルが必要な時期です。糖質過剰な状態では、結果的に低タンパク・低脂質・低ミネラルになりますし、カロリーを抑えたダイエットにおいては言わずもがなの状況です。

こうした栄養障害の問題が、この時期に起立性調節障害をさらに招きやすい背景となっているといえるでしょう。

症状のピークは朝——不登校に陥るケースも

先にも述べたように、起立性調節障害が原因で不登校になるケースは少なくありません。朝の寝起きが悪いために登校できない。遅刻をして教室に入って行くのが嫌だ。怠け者だと誤解されそう。人目が気になる。調子が悪いことで親に甘えることができる（疾病《しっぺい》利得《りとく》）……など、様々な要因が指摘されています。そして、これもすでに述べた通り、周囲の無理解がそれを加速させてしまうこともあります。

健康な人であっても、朝は苦手なものです。そのため、起立性調節障害の人が朝に起きられないでいると、「頑張りが足りない」とか「怠けている」と責められてしまうのです。この誤解は、本人にとっては非常につらいものですから、病状の悪化に拍車をかけることさえあります。

そういったことから、起立性調節障害の治療のポイントの一つに、「担任の先生やクラスメートの理解を得る」というのがあるのです。病気の実体を正しく知ってもらい、決してさぼっているのではない、怠けているのではないということを先生や友達に理解してもらうというのは、症状の悪化を防ぐためにも大切なことです。

起立性調節障害がある場合、朝の調子が悪い時に無理やり登校させるのは望ましいことではないと、私は考えています。まずは体力の回復を待ち、周囲の理解を得ながら、通学に負担のない体調に整えることが最優先でしょう。

（３）治療の現状

一般的に行なわれている診断方法、診断基準、標準治療は

次に、起立性調節障害は、現在、どんな診断や治療がされているのかについて見ていきましょう。国内における治療の基本となっているのは、日本小児心身医学会が作成した『小児起立性調節障害診断・治療ガイドライン２０１５』です。その内容に沿って、診断方法や治療方法を説明していきます。

国内では、起立性調節障害治療のガイドラインは２００６年に初めて作成され、２０１５年に改訂されました。この改定では、体位変換による血圧や脈拍の変動を調べる検査として「新起立試験（従来はシェロング起立試験）」を標準としたことが、重要な変更点の一つといえるでしょう。

診療における診断や治療の手順を示す基準を「診断アルゴリズム」といいます。現在、ガイドラインで示されている起立性調節障害の診断アルゴリズムは、次の通りです。

《起立性調節障害の診断アルゴリズム》

1. 起立性調節障害を疑わせる身体愁訴《しゅうそ》の有無を確認する。
2. 基礎疾患がないことを確認する。
3. 明らかな基礎疾患がない時は「新起立試験」を行なう。
4. 新起立試験の結果を参考にして、サブタイプを決める。

5．身体的重症度の判定。
6．心理社会面からの影響の有無を検討する。

順に説明していきましょう。

1．起立性調節障害を疑わせる身体愁訴の有無を確認する

以下の11症状のうち、3つ以上当てはまる、あるいは、当てはまるのは2つだけだが強く疑われる場合には、診断を進めていきます。

①立ちくらみ、あるいはめまいを起こしやすい
②立っていると気持ちが悪くなる、ひどくなると倒れる
③入浴時、あるいは嫌なことを見聞きすると気持ちが悪くなる
④少し動くと動悸あるいは息切れがする
⑤朝なかなか起きられず午前中調子が悪い
⑥顔色が青白い

⑦食欲不振
⑧臍疝痛《さいせんつう》（へその周りの激しい痛み）を時々訴える
⑨倦怠あるいは疲れやすい
⑩頭痛
⑪乗り物に酔いやすい

2. 基礎疾患がないことを確認する

心臓疾患、不整脈、甲状腺機能障害、血管の病気、腎臓の病気、脳の障害などが該当しないかを確認します。詳細な問診を行ない、必要に応じて尿検査、便検査、血液検査（一般、電解質、腎、肝、甲状腺）、心電図、胸部X線、心臓エコー、ホルター心電図、脳波検査なども行ないます。

この時、栄養失調なども本来は基礎疾患としてチェックされるべきでしょうが、先に述べた通り、現代医療では栄養失調の定義が曖昧《あいまい》なため、よほどの痩せや食欲低下がない限り、なかなか気づかれないのが現状です。

３．明らかな基礎疾患がない時は「新起立試験」を行なう

２で基礎疾患がないことが確定したら、安静時の血圧と心拍数、立ち上がった時の血圧と心拍数の変化を調べる「新起立試験」を行ないます。最近は、この「新起立試験」用に自動で測定できる血圧計が開発されたため、手軽に検査ができるようになりました。

午後に行なうと異常が見つからないことがあるため、検査は午前中に行ないます。

【新起立試験の手順】

①10分間臥床《がしょう》して安静にし、その後、安静時の血圧と心拍数を３回測る。

②立ち上がってもらい、血圧回復時間を測定（この測定に技術を要すが、ＯＤ用自動血圧計なら容易に行なうことができる）。

③立ったまま10分間、１分ごとに血圧と脈拍数を測る。

４．新起立試験の結果を参考にして、サブタイプを決める

起立性調節障害には、次の４つのタイプがあります。３の検査結果を分類していきます。

・起立直後性低血圧：立ち上がると血圧が下がって回復に時間がかかる
・体位性頻脈《ひんみゃく》症候群：立ち上がっても血圧は下がらないが脈が速くなる
・血管迷走神経性失神：立ち上がったあとに血圧が下がって気を失う
・遷延《せんえん》性起立性低血圧：立ち上がって数分以上経ってから血圧が下がる

5．身体的重症度の判定

学校生活に支障のない「軽症」、週に1～2回の遅刻欠席がある「中等症」、ほぼ毎日欠席となる「重症」に分類をします。

6．心理社会面からの影響の有無を検討する

起立性調節障害は先に述べた通り、自律神経のトラブルが原因であると説明されていますが、心理面や社会生活面での影響が、症状をより重く、複雑にしている場合があります。そのため、治療法の選択においてはこれらの影響も考慮することが必要です。

医師が家族や本人へ以下の項目について質問し、「時々（週1～2回以上）」見られる場合、「心理社会的因子の関与あり」と判定します。

①学校を休むと症状が軽減する
②身体症状が再発・再燃を繰り返す
③気にかかっていることを言われたりすると症状が増悪する
④１日のうちでも身体症状の程度が変化する
⑤身体的訴えが２つ以上にわたる
⑥日によって身体症状が次から次へと変化する

標準的な治療方法

現在、国内では起立性調節障害の治療は、重症度と心理社会的因子の有無により、次のような治療法が選択されています。すべてのケースで、疾病教育と非薬物療法が行なわれます。

【１．疾病教育】

患者の多くは、起立性調節障害がどうして起きるかが分からず、不安を抱えているものです。一方で、患者の家族の多くは「怠け癖ではないのか」と勘違いしがちです。そのため、患者とその家族に対しては、起立性調節障害についての正しい認識を持ってもらえるよう、次のような指導が行なわれます。

①患者本人には、起立性調節障害は身体疾患であり決して気持ちの問題（怠け心など）ではないということを説明し、安心させること。

②午前中に症状が強く、夕方になると軽減するといった日内変動があること、加えて、春から夏（新学期などの環境変化のストレスの可能性も）に悪化しやすいといった季節によっての変動もあることを理解してもらう。

③家族には「身体の病気であって怠け心ではない」と説明する。

【2．非薬物療法】

①日常生活での留意点として、次のようなことに注意すること。

・立ち上がる時は、30秒くらいかけてゆっくりと。

・歩き始める時は、前屈して頭を少し下げた状態で歩くことが望ましい。

・起立中は足踏みしたりすると血圧低下を防ぐことができる。

・日中はなるべく椅子に座るなどして、寝そべらないようにすることが望ましい。
・夜型生活にならないように生活リズムが規則正しくなるように心がける。
・暑い場所は避けるのが望ましい。
②運動や食事療法などについては次の通り。
・散歩など負荷の軽い運動を毎日行なう。
・食事の塩分をやや多めの１日10～12ｇほどを目標とする。
・水分は１日１・５リットル以上飲むようにする。
・下半身へ血流が貯留することを防ぐために、下半身に圧力をかける弾性ストッキングやＯＤバンドを装着することが有効なこともある。

【3．学校への指導や連携】

起立性調節障害のことを正しく理解できていない先生が決して少なくないという現状があるため、まずは担任の先生や養護教諭に、病気について正しく理解してもらうことも大切です。一般に、「起立性調節障害は身体の病気であり、起立や座位で脳血流が低下して思考力や判断力が低下する」と説明するのがよいとされます。

また、調子のよい時には心理的なストレスがなく登校できるようにするためにも、クラスメートにも理解してもらえれば理想的でしょう。ガイドラインでは、必要に応じて診断書を提出することも大切であると記されています。

いずれにしても、病気の本質を正しく伝えることで、先生やクラスメートから「身体的な病気であり、さぼっているわけではない」という理解を得ることが大切だということです。

【4．薬物療法】

ガイドラインでは、ここまで解説した非薬物療法で改善しない場合で、中等症以上であるケースに対しては、「早期から薬物療法を併用する」ことが推奨されています。実際に、臨床の現場でも早期から薬物療法を開始するケースは多いでしょう。

効果が出るまでに1～2週間かかることや、副作用の説明、自分で内服管理をする習慣づけなどが説明されます。

一般的に、使用される薬剤は次の3つで、サブタイプによって使い分けがされています。

・塩酸ミドドリン

・メチル硫酸アメジニウム
・プロプラノロール

ガイドラインでは右のような薬物療法が示されてはいますが、私はこれに対しては懸念を持っています。というのも、血圧が低いから血圧を上げる薬剤を使う、頻脈になるから頻脈を抑える薬剤を使うといった薬物療法は、一見するとよさそうですが、発想があまりにも安易だと思えるためです。

なぜ血圧が下がるのか？　なぜ頻脈になるのか？　そうした根本的な理由を、単に「自律神経のトラブル」とだけ説明し、「なぜ自律神経のトラブルが生じたか」という真の理由には全くアプローチしていません。実際に、私はこれまで、これらの薬剤を使うことで「余計に調子が悪くなった」という訴えで当院を受診する患者さんにしばしば遭遇してきました。

表面的なところ（症状）にだけ注目して、それを抑える薬剤を使用するという発想には、強い違和感を抱かずにはいられません。

この問題については次章で詳しくお伝えします。

【5. 環境調整（友達・家庭）】

中等症や重症の場合では、単に身体症状だけでなく、メンタルの問題が併存しているケースが多いといえます。

倦怠感、持続する不眠、それに対する不安、学業の遅れに対する焦り（これらを「一次障害」と呼びます）だけでなく、友達や家族に対して、理解してもらえないもどかしさや不信感を感じて精神的に不安定になることもあります。ここから不登校につながることは、先に述べた通りです。

このような精神的不安定、家族関係の悪化、社会からの孤立、引きこもりなどの状態を、専門的には「二次障害」と呼んでいます。

この場合には、周囲の正しい理解を求めていく、地道な指導が必要です。

【6. 心理療法】

心理的なアプローチについては、専門家である心理士の協力を得て行なうのが理想的でしょう。カウンセリングなどの心理療法は大切ではありますが、それだけで劇的な改善に結び付くとは考えにくいといえます。そのため、あくまでも治療法の一つとして位置づけながら、定期的なカウンセリングを行なうことが望ましいと私は考えています。

【その他の治療法】

ガイドラインでは、標準的な治療が奏功しない場合の補完代替治療法として、漢方薬（半《はん》夏《げ》白朮天麻湯《びゃくじゅつてんまとう》、補《ほ》中益気湯《ちゅうえっきとう》、小建中湯《しょうけんちゅうとう》、真武湯《しんぶとう》、苓桂朮甘湯《りょうけいじゅつかんとう》）、光照射療法、ビタミンB12療法、γ《ガンマ》－オリザノール、冷水浴などの鍛錬療法、などを例として挙げています。

残念ながら、そのいずれにも、食事栄養の視点はありません。

ガイドラインなどにおける起立性調節障害Q＆A

先に挙げた、日本小児心身医学会がまとめた「小児起立性調節障害診断・治療ガイドライン」や、岡山県教育委員会が作成した「起立性調節障害対応ガイドライン」には、いくつかの重要なQ＆Aが記載されています。

これらのQ＆Aは病気の理解を助け、治療を行なっていく上で重要なヒントとなるため、本書の他の章で触れていない主だったものを一部、ここで紹介しておきます。

詳しくは、両ガイドラインを参考にしてください。

Q：体育の授業など、運動制限は必要ですか？

A：運動制限は原則不要ですが、その日の体調に合わせて運動量を決めるのがよいでしょう。

運動中にめまいなどの体調不良が出現した時は、速やかに臥位《がい》（横に寝た状態）になり、脳血流を回復させましょう。

また、気温が高くなると末梢血管が広がり、血圧が下がりやすくなります。加えて発汗が増すことで体が脱水傾向になるため、余計に血圧が下がって気分が悪くなることもあります。その場合は、日陰など涼しいところで安静にしましょう。くれぐれも立った姿勢で静止することは避けてください。

基本的には、気温が高い季節には、夕方以降の涼しい時間帯に、散歩などの軽い運動を行なうことが望ましいといえます。

Q：「その子だけ特別扱いしている」といった反発が起きませんか？

A：起立性調節障害は「怠け」「仮病」ではなく、身体の病気であることを全員が理解す

ることが大切です。

皆が同じ理解をすることで一貫した対応を取ることができるため、本人への安心感につながります。担任教師だけでなく、学校内すべての教職員が共通の理解を持つことが大切です。

Ｑ：登校を促してもよいのでしょうか？

Ａ：本人の体調が安定する時間帯に登校させるのが望ましいでしょう。

起立性調節障害は、十分な睡眠時間を確保することが体調改善につながります。そのため、登校時間が昼前後や午後にずれることもあるでしょう。その際、教室に遅れて入ることに不安や精神的な抵抗がある場合には、別室登校といった配慮が必要になることもあります。

授業中に体調が悪くなった時の対処法や、休憩場所の確保なども、事前に学校側とよく相談しておくとよいでしょう。

Ｑ：進路指導はどうすればよいでしょうか

A：定時制や通信制の学校を検討することも大切です。

起立性調節障害があるケースでは、全日制の学校よりも、開始時刻や登校頻度を体調に合わせることができる、定時制や通信制の学校の方が継続しやすいといわれています。最近ではオンライン授業を主体に行なっている学校も増えてきたため、本人の病状や希望に合わせた学校を探しやすくなってきたといえるでしょう。本人と保護者、かかりつけ医、進学先の学校などと情報を共有し、相談しながら、進路指導を進めることをお勧めします。

Q：食生活で注意することはありますか？

A：水分を多くとりましょう、塩分制限は必要ありませんし、むしろやや多めがよいでしょう。

（血圧を高くしやすいという観点から、水分と塩分についてはガイドラインではこのように触れられています。しかし、栄養そのものについては全く触れられていません。栄養療法を行なっている私としては、栄養面からの視点が現在のガイドラインには欠落しているといわざるをえません。）

Q：不登校が続いていますが、どうすればよいでしょうか？

A：起立性調節障害がある児童の約半数は不登校を伴います。以下のように、登校の阻害要因に応じて対応しましょう。

・朝に目覚めない、体を起こすことができない。
↓体調が悪い時に登校させるのは、逆効果です。体力が回復してから登校を促しましょう。電車通学の場合には、座れる時間帯を選ぶことをお勧めします。
・遅刻は嫌、怠け者といわれそう。学校側の理解がなく怠け者とレッテルを貼られそう。
↓身体の病気であることへの理解を学校へも促します。午後からの別室登校も考慮してください。体力に自信がなければ、家族が同伴して通学するのも一案です。
・周囲に気配りする性格（過剰反応な性格）で、学校生活に疲れ果てている。親に甘えたい気持ちと反抗が、不登校により満たされている。
↓不登校の子どもに共通した心理メカニズムが働いている可能性があります。その場合、登校はしばらく控えた方がよいことが多いでしょう。また、親の過干渉がかえって治療を遅らせることがあるので、注意が必要です。

標準治療の問題点

起立性調節障害の歴史の部分で触れたように、この病気自体は60年以上前から存在しています。もともとは自律神経失調に伴う低血圧や頻脈が注目され、循環器系の病気としてとらえられていました。しかし、２０１５年のガイドライン改定ではメンタル面のサポートに治療の主軸が移ってきた印象があります。

その背景には、不登校問題の顕在化があるといえます。また、先にも述べましたが、ガイドライン作成委員に小児精神の専門家が多いというのも、その理由の一つでしょう。ガイドラインというのは複数名の専門家が集まり、エビデンスをベースに高い客観性が保たれて作られるのですが、どうしても委員である医師の考え方が強く影響してしまうものです。

メンタル面のサポートが手厚くなったとはいえ、このガイドラインに沿った現在の標準治療には、まだ一つの問題点があると私は考えています。それは、病因（病気の原因）の考察が深まっていないということです。

自律神経の不調にその原因を求めているのは従来と同じで、なぜ自律神経の不調を生じるのかについては明確な説明がなされていません。様々な要因が組み合わされての症状であるから、簡単には説明できないといったところでしょうが、決定的に欠けているのは、栄養問題の視点です。

現代医学のスタンスでは、「基本的な身体の機能はきちんと動いていて、何かしら悪さをする要因が加わって症状が出る」と考えがちです。例えば、感染症などはこのパターンでしょう。「健康な身体にインフルエンザウイルスが感染して発症する」という類《たぐい》です。同じように、起立性調節障害の病因も、何か悪さをするものがプラスされることで発症するという考え方なのです。

これが、本質的な原因を指摘できない原因になっていると私は考えます。

ガイドラインで触れない「栄養」が改善のカギになる

もともと元気で活発だった児童生徒が思春期を境に不調を訴える。この背景には、栄養問題があると考えると、非常に合理的です。

栄養問題が隠れていることは、諸検査データに明らかに示されています。私の診た症例からも、栄養を改善することで症状がよくなった事例が多くあります。

その事実から見れば、ガイドラインで示されている治療法のいくつかは、正直なところ滑《こっ》稽《けい》に感じるほど安易に思えます。

急に立ち上がるな、塩分を摂取しろ、水分を摂取しろといった対処法は、「熱が出たから解熱剤」的な発想であり、熱が出た原因には全くアプローチしていません。病気の状態を正しく理解するための、疾患概念の共有やメンタル面でのサポートは重要です。しかし、決して根本解決にはなりません。

身体に悪さをする何かを探すのではなく、「何が足りなくて本来の機能を出し切れないのか」を考える発想の転換が必要です。

現代社会は経済が豊かになり、多くの利便性を享受できるようになりました。しかし、その反面で失っているものもたくさんあるのです。

「おばあちゃんの知恵」という言葉がありますが、昔は貧血予防に鉄玉を料理で利用したり、腸内環境を整える漬物などの発酵食品を食べたり、お米の精米度を落としてビタミンやミネラルといった糠《ぬか》が持つ栄養を利用するなど、不足しがちな栄養素を日々の食事の中で補おうと努力したものです。

それが現代では、鉄の調理器具は少なくなり、ホーロー製品やアルマイト加工されたアルミ製に変わりました。もちろん鉄玉など使う人は少ないでしょう。漬物は発酵食品としての性質は減り、調味液に浸された味だけ漬物風になったものであふれています。お米は真っ白になり、つやつや、もっちり感など、触感や味だけが関心事となりました（健康志向の人は、玄米や雑穀米も食べているようですが）。

このように、日常生活の中での予防医学的な考えは、便利さと引き換えに消えてなくなっていったといえます。食はその味や便利さ、低コストに関心が集まったため、結果的にミネラル不足の食品が多くなり、タンパク質不足と糖質過剰のもたらす不健康問題に直面するようになりました。

起立性調節障害をはじめとしたいくつかの病気の根底には、低タンパク、低ミネラルの問題があるのです。これについては、次章で詳しく解説していきます。

第2章　「起立性調節障害」の栄養療法

一般的な治療で改善しない理由

本章では、起立性調節障害がなぜ一般的な治療で改善しにくいのか、なぜ栄養の過不足を診る視点が必要なのか、そして発達段階の体に必要な栄養について詳しく解説していきます。

前章で述べた通り、起立性調節障害に対する一般的な治療は、共感などの心理的支援と、血圧を上げる薬剤を用いる薬物療法が中心です。

心理的支援は、本人が少しでも楽に登校できるように支援することで、つらくない範囲で学校へ来なさいとか、さぼっているわけではないとみんなが理解しているよ、といった言葉かけがされることになります。

つまり、「治す」というよりは、「邪魔をしない」という表現が当たっているでしょう。積極的な治療法ではないため、治療効果が低いのはいうまでもないことです。応援するだけで治るのなら、誰もこの病気で苦しみません。

一方、薬物療法は「朝に低血圧状態が見られることが多い」「立ち上がった時に血圧を保てない」といった現象に対して、血圧を高く維持する薬剤を用います。

しかし、こちらもすでに述べた通り「なぜ自律神経が血圧調整をできなくなったのか」という最も重要なことについては全く説明できていません。単に「自律神経の不調があるから」といった一言で、お茶を濁《にご》しているのが実情です。現象としての低血圧に対して昇圧剤を使用するといった、極めて単純な発想です。

例えば、発熱がある時の一般的な医療的対応においては、その原因がウイルス感染なのか、細菌感染なのか、何らかの免疫異常なのかによって根本的な対処方法が変わってきます。細菌感染なら原因菌に対して有効な抗菌薬の投与が必要ですし、免疫異常の場合なら状況に応じてステロイドや免疫抑制剤が使われます。

しかし、起立性調節障害に対する現在の薬物療法は、その原因に迫っていないため、根本的な解決にはなりません。

また、薬物には副作用がつきものです。薬物療法では、血圧を上げる血管収縮作用のある「メトリジン」という薬と、「リズミック」という循環作動薬が使われることが多いのですが、リズミックは頻脈発作を起こすことがしばしばあります。「この薬を飲むとドキドキと動悸がしてつらい」というケースがあるのです。

このように、現在の主流となる治療法は、決して起立性調節障害の根本理由を明確にして対処しているものではありません。「自律神経の不調」という一言で片づけ、「血圧が低い」といった目先の症状にだけ照準を当てて治療しようとしているのです。

起立性調節障害の患者は、それまでごく普通に生活し、学校生活を楽しく送っていたのに、ある時から突然、朝起きられない、頭が痛い、おなかが痛い、頑張りたくても頑張れないといった状態になってしまい、何が何だか分からない状態で苦しんでいます。「なぜ自分はこんな状態になったのか」、そう強く思っていることでしょう。

「なぜ自律神経の不調が生じるのか?」を明らかにすることで、初めて症状を改善し、その後の再発予防ができるようになるはずです。

なぜ栄養から考える必要があるのか

起立性調節障害の原因を指し示すヒントは、患者の栄養状態を調べることで見えてきます。実際に、症状がある児童生徒を診療すると、総じて栄養上のトラブルを抱えています。

調子が悪いから食欲がないのか、食の問題があったから栄養上のトラブルを招いたのか……先にも述べたように「卵が先か鶏が先か」の議論と似ていますが、起立性調節障害の好発年齢が小学校高学年~中高生であることを考えると、様々な食生活の変化や体の成長期であるという背景が見えてきます。必要な栄養をとることができなくて、徐々に栄養トラブルに陥っていく……と考えるのが自然でしょう。

二次性徴期に質的栄養失調になるリスク

前章で触れた通り、起立性調節障害を発症するピークの時期である二次性徴期は、心と体が大きく変化し、特に生殖能力を持つようになるというのが一番の特徴です。外性器の変化のみならず、様々なホルモンの変化があります。

男子の二次性徴の特徴は、精巣からテストステロンなどの男性ホルモンが分泌されるようになることです。それによって精巣が成長したり、陰毛が生えてきます。女子の二次性徴の特徴は、卵巣からエストロゲンなどの女性ホルモンが分泌されるようになり、乳房が膨らんだり、陰毛や腋毛《わきげ》が生えたり、体格的にも女性としての特徴を持つようになることです。

精神的にも大きく変化して自我を確立していく大切な時期でもあり、同時に反抗期もやってきます。

このように、心身共に変化の激しい二次性徴期は、いくつかの要因から栄養失調になりやすい時期でもあります。そして、その栄養失調は、量に問題があるというよりも、食べている栄養の質に問題があることがほとんどです。つまり、「質的栄養失調」です。

栄養失調には、量的なものと質的なものとがあります。例えば、戦後の貧困期などのように、食料が足りない時に、食べる量そのものが少ないことから栄養失調となることを「量的栄養失調」といいます。

一方、「飽食の時代」である現代は、食べ物がふんだんにあり、食べ残し（フードロス）が社会問題になるほどです。貧困家庭の増加が問題となってもいますが、とはいえ多くの家庭で、食べ物に困っているということはありません。

しかし、「おなかいっぱい」食べれば必ずしも必要な栄養素がすべて充足するわけではありません。量は足りていても、必要な栄養素が満たされていない状態が少なくないのです。これを、「質的栄養失調」と呼んでいます。質的栄養失調は、体の機能を損なうために、様々な体調不良を引き起こしてしまいます。

二次性徴期はこの質的栄養失調を特に引き起こしやすい時期であるため、起立性調節障害との関連が強いと私は考えています。

二次性徴期に質的栄養失調に陥りやすい理由を、詳しく見ていきましょう。

①必要な栄養が増える

二次性徴期は、その急激な成長を支えるために、必要となる栄養が一生の中で最大となります。詳しくは後述しますが、次頁の資料2に、国が作成した食事摂取基準から、主だった栄養素の推奨量を年代別に表にまとめてみました（エネルギーについては身体活動レベルⅢ〔92頁参照〕での必要量です）。

主だった栄養素を年代別に見てみると、男児では15～17歳、女児では12～14歳あたりに、必要な栄養素の推奨量がピークを迎えます。この時期は、二次性徴に伴う臓器の発達・変化による必要量の増加と、体が大きくなることによる必要量の増分のために、一生の中で一番多くの栄養を必要とするようになり、その量は成人をしのぎます。さらに、部活動などでスポーツを活発に行なう時期でもあることから、必要な栄養はさらに増えることもあります。

1日に必要なカロリー数は一般的な成人男性で2650キロカロリー（kcal）、成人女性で2000キロカロリーですが、男子は15～17歳で2800キロカロリー、女子は12～14歳で2400キロカロリーです（厚生労働省「日本人の食事摂取基準」2020年版より）。しかも、筋肉が増えたり骨が伸びたりする時期なので、筋肉や骨の材料であるタンパク質やミネラルも成人より多く必要となります。すなわち、肉や魚、卵といった動物性食品を、一生の中で一番多く食べないといけない時期なのです。

そのため、十分に栄養を満たす食事をとるには相応の配慮が欠かせないのです。

資料2　二次性徴期における主な栄養素の推奨量（男女、年代別）

栄養素 性別	男			女		
年齢(歳)	10〜11	12〜14	15〜17	10〜11	12〜14	15〜17
エネルギー (kcal/日)	2500	2900	**3150**	2350	**2700**	2550
タンパク質 (g/日)	45	60	**65**	50	**55**	**55**
ビタミンB1 (mg/日)	1.2	1.4	**1.5**	1.1	**1.3**	1.2
ビタミンB2 (mg/日)	1.4	1.6	**1.7**	1.3	**1.4**	**1.4**
ビタミンB3 (mgNE/日)	13	15	**17**	10	**14**	13
ビタミンB6 (mg/日)	1.1	1.4	**1.5**	1.1	**1.3**	1.3
ビタミンB12 (μg/日)	1.9	**2.4**	**2.4**	1.9	**2.4**	**2.4**
カルシウム (mg/日)	700	**1000**	800	750	**800**	650
マグネシウム (mg/日)	210	290	**360**	220	290	**310**
鉄 (mg/日)	8.5	**10**	**10**	**12**	**12**	10.5
亜鉛 (mg/日)	7	10	**12**	6	**8**	**8**

※栄養素は推奨量、エネルギーは身体活動レベルⅢでの必要量

出所：厚生労働省『日本人の食事摂取基準（2020年版）』「Ⅱ 各論」p402 〜 404の表より抜粋して作成

②食への自由度が高まる

必要な栄養が最大となる中高生の時期は、小さい頃と違って食への自由度が増しています。小さい頃は親から与えられたものを食べるのみでしたが、中高生になれば学校帰りに買い食いをするなど、自宅外で食事をする頻度が高くなります。

高校生にもなれば、昼食は給食ではなく、パンやお弁当を買って食べることもあるでしょうし、昼食代を節約してパンだけで空腹を満たし、残ったお金で部活帰りに清涼飲料水を買う……という図式が目に浮かびます。

食への嗜好《しこう》も強くなるため、栄養のことは二の次で、自分の好きなものを中心に食べるようになりがちです。手軽においしく食べられるものは、たいてい炭水化物（糖質）が中心で、タンパク質、脂質、ミネラルといった大切な栄養素に欠けます。結果として、タンパク質や脂質、ミネラルは不足し、炭水化物（糖質）が増えることになります。

③反抗期

反抗期そのものは、精神の発達の上で必要な時期です。しかし、食についていえば、親が準備した食事に手を付けずに、自分でラーメンを作って食べてしまう……といった行動をとるようにもなりますから、結果的に栄養が偏るようになりがちです。

④ミネラル不足の食材

NPO法人「食品と暮らしの安全基金」が、様々なお弁当の栄養素を調査したところ、市販されているお弁当や惣菜、外食で提供される食事では、すべてミネラルが極端に少なくなっていることを報告しています（183頁で詳述）。私はその結果を見た時、あまりの栄養の乏しさにしばし呆然となりました。注意喚起のためクリニックにも冊子を置いています。

それらに使われる食材の多くは、食品工場で大量に製造されることでコストダウンが図られています。一気に大量に製造することでコストは下がるのですが、その過程で冷凍や解凍が行なわれているために、食材からミネラル分が抜けてしまっているのです。

このため、期待される栄養素が含まれていないために、栄養不足の原因となるのです。こうした食材からのミネラル抜けは、見ても食べても分かりません。そのため、知らず知らずのうちに「食べているのに栄養失調」になるリスクが高まってしまうのです。

⑤間違った指導

時折、部活動の指導者が間違った指導をしていることを見聞きすることがあります。

例えば、運動量に見合ったエネルギーを摂取するために、どんぶり飯を何杯も食べるように指導する、といった話です。

ところが、米には十分なタンパク質や脂質は含まれていません。カロリー数は上がりますが、その中身を見てみれば、必要な栄養が十分に摂取できるわけではないのです。

スポーツ選手の皆さんは、栄養について素人のコーチの指導は無視して、サッカーの長友佑都選手やテニスのノバク・ジョコビッチ選手が書いた食事の手引書を参考にしてください。

⑥行きすぎたダイエット思考

女子児童生徒の質的栄養失調の原因の一つとして、ダイエットがあります。

ダイエット法は星の数ほどあるのですが、カロリー制限をするものや、果物など特定の食材ばかり食べるようなダイエット法は、必ず質的栄養失調を招きます。カロリー制限をすると食事量が減るため、当然ながら摂取できる栄養素も下がってしまいます。

雑誌やネットにもダイエット記事があふれています。ダイエット法をネットで検索してみると、優に１００を超えるダイエット法がヒットすることからも、そのことがうかがえます。

しかし、そのほとんどは、栄養を専門とする私の目から見ると、ありえない内容なのです。短期的には効果があるかもしれませんが、長期的には栄養失調を招き、体調を悪くするものばかりです。特定の食材だけを食べることを勧めるダイエット法では、幅広い栄養素がとれず、必ず栄養失調を招きます。特に果物だけを食べることを推奨するダイエットは、タンパク質や脂質、ミネラルが極端に少なくなってしまいます。

正しいダイエットとは、身体に必要な栄養は確保して、体重増加の原因となる炭水化物（糖質）を減らす方法です。

私たち人間は動物ですから、体を動かし、体調を維持するためには、それなりの種類と量の栄養が必要です。痩せる目的で間違った食事法を続ければ、当然ながら体を正常に維持するのに必要な栄養素の種類と量を保てなくなるため、様々な不調を招きます。それは身体的な不調、メンタル面での不調、思考能力に関わる不調など、様々です。起立性調節障害もその一つです。

二次性徴期におけるダイエットの弊害は、後述します。

患者に共通する「足りない栄養素」とは

細胞の集合体である生命体は、個々の細胞が適切に機能すれば正常に活動しますが、正常に機能できる状態が保てなければ何らかの不調を招きます。起立性調節障害もまた、個々の細胞が正常に働けないような状態になっていることが原因だと推測できます。その背景には、これまで述べてきたような思春期に特徴的な生活様式の変化、食生活の変化、身体の変化があるのです。

起立性調節障害の患者さんの栄養状態を調べると、次のような共通した問題点があります。

①タンパク質不足
②ビタミンB不足
③鉄をはじめとしたミネラル不足
④糖質過剰

これまで以上に多くの栄養素が必要になる思春期の体は、その体を動かし、成長させるのに十分な量の栄養を常に満タンにしてあげる必要があります。それが欠けた時、個々の細胞がきちんと働かず、身体的にもメンタル的にも調子が悪くなるのは必然といえるでしょう。

ですから、起立性調節障害の治療には栄養面からの取り組みが欠かせません。私たちは生まれつきそれぞれ異なる能力を持っていますが、その能力を最大限に発揮するには、各細胞がきちんと働くような環境を作ってあげる必要があります。個々の細胞がきちんと働けば、持って生まれた能力を最大限に発揮することができます。

幼少期に元気に過ごしていた子どもたちは、本来、素晴らしい能力を持っているはずです。調子が悪いのは、細胞がエネルギー不足になったためにその能力を発揮できていないだけ。そして、その理由は栄養状態の悪さにあるのです。

子どもの発達段階と必要な栄養、その量について

ここからは、発達段階の子どもがどんな栄養をどれぐらい必要とするのかについて見ていきます。必要な栄養素についての詳細を知る前に、まずは少し俯瞰《ふかん》して、大枠となるエネルギーについての理解をしておきましょう。

安静にした状態で必要になるエネルギーのことを、「基礎代謝量」と呼びます。

年齢および性別による基礎代謝量は、資料3で示したように、男性では15〜17歳、女性で

資料3　参照体重における基礎代謝量

性別	男性			女性		
年齢（歳）	基礎代謝基準値(kcal/kg体重/日)	参照体重(kg)	基礎代謝量(kcal/日)	基礎代謝基準値(kcal/kg体重/日)	参照体重(kg)	基礎代謝量(kcal/日)
1〜2	61.0	11.5	700	59.7	11.0	660
3〜5	54.8	16.5	900	52.2	16.1	840
6〜7	44.3	22.2	980	41.9	21.9	920
8〜9	40.8	28.0	1,140	38.3	27.4	1,050
10〜11	37.4	35.6	1,330	34.8	36.3	1,260
12〜14	31.0	49.0	1,520	**29.6**	**47.5**	**1,410**
15〜17	**27.0**	**59.7**	**1,610**	25.3	51.9	1,310
18〜29	23.7	64.5	1,530	22.1	50.3	1,110
30〜49	22.5	68.1	1,530	21.9	53.0	1,160
50〜64	21.8	68.0	1,480	20.7	53.8	1,110
65〜74	21.6	65.0	1,400	20.7	52.1	1,080
75以上	21.5	59.6	1,280	20.7	48.8	1,010

＊参照体重とは日本人として平均的な体重を持った者を想定した体重。健全な発育や健康の維持・増進、生活習慣病の予防を考える上で参照される。

出所：厚生労働省『日本人の食事摂取基準（2020年版）』「Ⅱ 各論」p74の表5をもとに作成

は12～14歳にピークを迎えます。女性の場合は成人よりも小学校高学年から中学生あたりが、人生の中で一番エネルギーを必要とします。二次性徴が始まる頃であり、身体の成長だけでなく体内の様々な臓器が成長することから、多くのエネルギーを必要とするのです。

運動部の女子中学生は30代男性と同程度のカロリーが必要

基礎代謝量に活動量などを加味したものが「エネルギー必要量」です。

部活動などでスポーツをすれば、当然ながら必要なエネルギーは増すため、活動量に応じて大きく3段階に分けて基準値を設定しています。

例えば、12～14歳女子の場合、活動量に応じて、1日に必要なエネルギーは２１５０キロカロリー、２４００キロカロリー、２７００キロカロリーと規定されており、活動量の多少によって、およそ1食分の差があります。

左頁に、活動レベルⅡ「通勤通学での歩行や軽いスポーツを含む」、活動レベルⅢ「スポーツ運動習慣を持っている」（元気な児童生徒は通常このレベル以上だと思われる）におけるエネルギー必要量を示します（資料４）。

小学校高学年から中学生の女子の場合は、部活に参加するような元気な日常生活を送るた

資料４　推定エネルギー必要量（kcal／日）

年齢（歳）	活動レベルⅡ		活動レベルⅢ	
	男	女	男	女
6～7	1550	1450	1750	1650
8～9	1850	1700	2100	1900
10～11	2250	2100	2500	2350
12～14	2600	2400	2900	**2700**
15～17	2800	2300	**3150**	2550
30～49	**2700**	**2050**	3050	2350

出所：厚生労働省『日本人の食事摂取基準（2020年版）』「Ⅱ 各論」p84の参考表２から抜粋して作成

めには２７００キロカロリーが必要となります。これは親世代（30～49歳）よりも、かなり多くなるため、不足させないためにも、家庭で食事を用意する人はそのことをよく認識しておくことが大切です。

12～14歳という年齢は先の通り、本来なら人生で一番多くのカロリーをとらなければならないのに、ダイエットを意識し始める年齢であることから、間違ったカロリー制限をしてしまいがちです。家庭で食事を用意する保護者はそれを念頭に、本人に正しい知識を伝えることが必要です。

学校給食においては、学校給食法により栄養価の摂取基準が決められています（資料5）。

資料５　学校給食の栄養価の摂取基準

エネルギー	830kcal
タンパク質	カロリー比で13 ～ 20% (27 ～ 42g)
脂質	カロリー比で20 ～ 30% (18 ～ 28g)

例えば12～14歳の場合、男女を問わず、エネルギーは830キロカロリー、タンパク質はカロリー比で13～20％が目安とされています。タンパク質は１ｇあたり約４キロカロリーであるため、量でいうと約27～42ｇとなります。一方、脂質はカロリー比で20～30％、脂質は１ｇあたり約９キロカロリーであるため、約18～28ｇが摂取目安ということになります。

ところが、元気にスポーツを行なう中学生女子は、先の通り１日に２７００キロカロリー必要であるため、３食ともに給食と同程度の栄養価の食事をとったとしても不足することになります。実際の食生活の実態を考えると、朝食はもっと少ないことが予想されるため、カロリー数だけ考えてもかなり不足している児童生徒が多いのではないかと、私は危惧しています。

次の図（資料６）は、京都市教育委員会のホームページ

資料6　京都市の中学校献立表の例（令和5年5月分）

育ち盛りの中学生に必要な栄養バランス

中学校給食では、中学生に必要な栄養がバッチリ取れます！

1食あたりの栄養摂取基準（文部科学省の学校給食摂取基準より）

エネルギーは一日に必要な量の3分の1

カルシウムは一日に必要な量の50%

エネルギー	たんぱく質	脂質	カルシウム	マグネシウム	鉄
830kcal	摂取エネルギーの13〜20%	摂取エネルギーの20〜30%	450mg	120mg	4.5mg
ビタミンA	ビタミンB_1	ビタミンB_2	ビタミンC	食物繊維	ナトリウム（食塩相当量）
300μgRE	0.5mg	0.6mg	35mg	7g以上	2.5g未満

ビタミンA・B_1・B_2は一日に必要な量の40%

小学校給食でも人気の「プリプリ中華いため」が登場します！

1（月）プリプリ中華いため

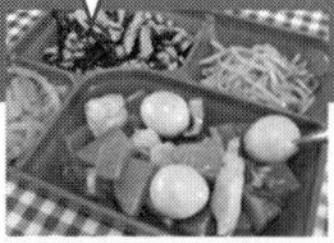

・うずら卵のいり煮　・ひじきと高野豆腐の煮物
・もやしのカレー味　・人参とセロリのマスタードあえ

大根葉は鉄やカルシウムが豊富に含まれています。

2（火）和風おろしハンバーグ　麦

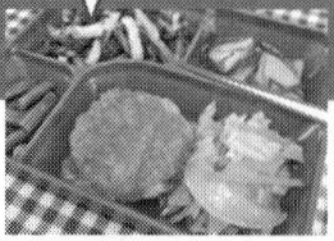

・野菜のせん切りいため　・大根葉と油揚げの煮浸し
・さつまいもと昆布の煮物　・三度豆のソテー

「ハッシュドビーフ」はご飯にかけて食べましょう。

8（月）ハッシュドビーフ　玄米

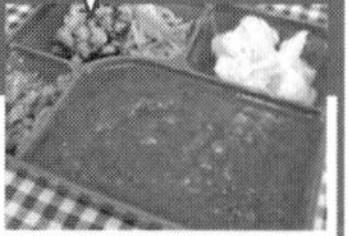

・ひじきとコーンの天ぷら　・もやしのソテー
・カリフラワーのバターいため　・人参のごまあえ

出所：京都市教育委員会HPに公開されている内容をもとに作成

で公開されていた令和5年5月の給食の献立表です。エネルギーは学校給食法通り、830キロカロリー、タンパク質や脂質も基準通りで、「育ち盛りの中学生に必要な栄養バランス」というキャッチがついています。

元気に活動する中学生は、この食事内容以上を毎日3回食べる必要があります。タンパク質や脂質、その他ミネラルやビタミンまで併せて考えると、栄養価のしっかりした食事を毎食、十分に食べることは簡単ではありません。

しかも、実際の食生活ではタンパク質やビタミン、ミネラルがほとんどとれないお菓子や飲料を摂取する子どもたちが多いでしょう。そのため、トータルでは糖質が増え、タンパク質やビタミン、ミネラル類が不足しているケースが多く見られます。

つまり、育ち盛りの時期に十分量のエネルギーと栄養素を確保するためには、量をとることに加えて、「何をとるか」といった「質」にも注意を向けることが欠かせないのです。

不足しがちな最重要栄養素「タンパク質」

食事全体のエネルギーについては、ここまででご理解いただけたことでしょう。ここからは、健全な発達に必要となる各栄養素について見ていきます。

栄養素の分類には、「3大栄養素（タンパク質、脂質、炭水化物）」や「6大栄養素（3大栄養素、ミネラル、ビタミン、食物繊維）」がありますが、ミネラル、ビタミン、食物繊維にはほとんどカロリーは含まれないため、カロリー数を考える場合は、3大栄養素のバランスで考えていきます。

栄養学には「PFCバランス」という言葉があります。これは、「Protein（タンパク質）」「Fat（脂質）」「Carbohydrate（炭水化物）」の頭文字を取って作られた言葉で、3大栄養素のバランスのことを指します。

そして、この3つの中で、起立性調節障害の患者はもちろん、一般の健全な人たちも含めて、最も不足しやすいのがタンパク質、過剰摂取しやすいのが炭水化物（糖質）です。

タンパク質不足＝ビタミンB不足

そもそも、タンパク質は人間の栄養の中で一番大事な栄養素です。タンパク質を主たる材料にして血液やホルモンが作られ、全身の細胞が作られます。免疫物質もしかりです。

そのため、タンパク質が不足していると、生体としての機能が十分に働きません。すなわち様々なトラブルが出るのです。これは病気ではなく、「栄養不足による機能不全」です。

身体的なトラブルも出ますし、能力やメンタルに関連するトラブルも出ます。

さらに、食事のタンパク質が不足した状態では、ビタミンBの不足も合併します。なぜなら、高タンパクの食材とビタミンBを多く含む食材は同じだからです。肉や卵など動物性食品は、高タンパクでかつビタミンBを豊富に含んでいます。

ビタミンBは、細胞がエネルギーを利用する際に必須となる重要な栄養素です。利用するエネルギーの素材によって、使われるビタミンBは異なります。炭水化物ならビタミンB1、脂質ならビタミンB2、タンパク質ならビタミンB6です。ビタミンB3（ナイアシン）やビタミンB12もエネルギー代謝に深く関わっています。

ビタミンBが不足すると、細胞がエネルギーを利用することができなくなります。言葉を変えると、「ガス欠状態」となるのです。満腹になるほど食べているのに、ガス欠状態になってしまう……と考えてください。

全身の細胞がガス欠状態になるため、身体的には疲れやすい、朝起きられない、頭痛や腹痛、腰痛などの痛みや肩こりが出るといった不調が現れます。テレビのビタミン剤のコマーシャルでは「眼精疲労、肩こり、腰痛に効く」などと宣伝していますが、まさにビタミンB不足のために不調が出ているわけです。

また、脳もガス欠状態になれば、集中力が続かない、感情コントロールができない、キレやすい、メンタル的に弱くなるといった、様々な症状が出てきます。

つまり、起立性調節障害というのは「タンパク質不足やビタミンB不足による機能障害」と考えると、実にうまく説明がつきます。実際に、タンパク質やビタミンBを十分に摂取すると、諸症状が改善していくケースは多く見られます。

学校給食では、先の通りタンパク質と脂質のカロリー比が規定されているため、PFCバランスは「タンパク質：脂質：炭水化物＝13～20：20～30：50～67」となります。簡単に「2：3：5」くらいで把握しておくとよいでしょう。

参考に、間食の代表として、ポテトチップスと清涼飲料水のPFCバランスをグラフで比較してみました（資料7）。ポテトチップスなどのスナック菓子や清涼飲料水は、極端にタンパク質不足であることが分かります。

そのため、食事の代わりにスナック菓子や清涼飲料水で空腹を満たしたとすると、カロリーは足りたとしても、極端なタンパク質不足に陥ってしまうことが分かります。

脂質の多さを指摘する意見はとても多いのですが、私からいわせれば、タンパク質不足の方が大きな問題です。

資料7　コーラとポテトチップスと給食のＰＦＣバランス

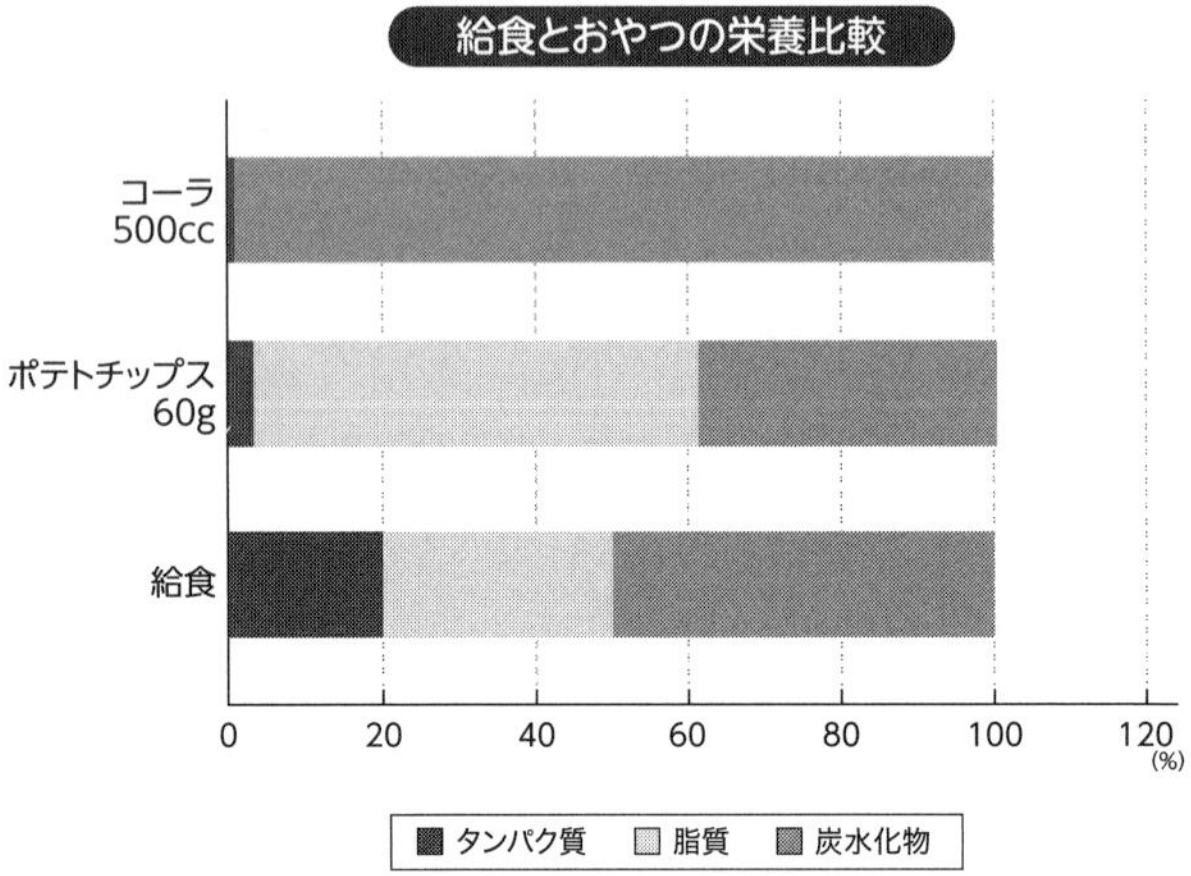

脂質は量より質が問題

脂質は量的には満たされていても、質的には劣っていることが多い栄養素です。脂質は分類が多岐にわたっており、よい油や悪い油が混在していることから起こる問題でしょう。

簡単にいってしまうと、よい油の代表はＤＨＡやＥＰＡに代表される「オメガ３」のグループです。

海外の研究では、注意欠陥・多動性障害（ＡＤＨＤ）の子どもたちにＥＰＡをたくさん摂取させることで、落ち着きが改善したという報告もあります（＊６）。

一方で、トランス脂肪酸に代表される悪い油は、動脈硬化を招きやすく、避けるべき脂質です。しかし、植物油はどれも加熱することで容易にトランス脂肪酸が発生することから、完全に避けることは現代の食生活では難しいのが現状です。とはいえ、トランス脂肪酸を多く含むキャノーラ油などの一般的な植物性サラダ油、スナック菓子や惣菜の揚げ物などは、最低限避けるといった配慮はするべきでしょう。

間食こそ高タンパク食品にする

先に述べた通り、二次性徴期には相当量のエネルギーと栄養素が必要になるため、1日のどこかで極端に低栄養のおやつをとるだけで、栄養を大きく損なうことになってしまいます。しかし、逆にいえば「食事で摂り切れない分をおやつで補う」ことで、プラスに持っていくこともできるということになります。

最近では、タンパク質不足を指摘する医師や栄養士が増えてきたことで、一般にも関心が高まり、食品メーカーも高タンパクを意識した製品を多く発売するようになってきました。それらをおやつとして取り入れることで、不足しがちなタンパク質を補うのは、有効な一手です。

そのよい例が、プロテインバーです。高タンパクなだけではなく、ビタミンやミネラルを強化して、より機能性を高めた製品も登場してきています。

ある製品にはこんな宣伝文句が明記されています。

「手軽にたっぷりプロテインが摂れるシリアルタイプのチョコレートバーです。カカオが香るミルクチョコを使用し、プロテイン入りとは思えない美味しさを実現。レーズンの爽やかな酸味がアクセント！　スポーツ時に嬉しい、プロテイン15g・5種のビタミン・必須アミノ酸9種配合。」

宣伝の通り、同類の商品の多くは、1本で15～20gのタンパク質を摂取できるように商品開発されています。

資料8を見ると分かる通り、給食よりもタンパク質や脂質の比率は高くなっています。普通のスナック菓子を食べる代わりにこのような高タンパクの食品を選ぶことで、タンパク質不足をうまく回避することができるでしょう。

起立性調節障害はもちろん、発達障害の一部、原因不明の体調不良などは、タンパク質不足が根本原因の一つであることが少なくありません。私は当該患者がくると、よくプロテインバーをお勧めしています。

このほかに、高タンパクのおやつとしては、アーモンドなどのナッツ類、さきいか、鳥皮、

資料8　プロテインバーの栄養バランス

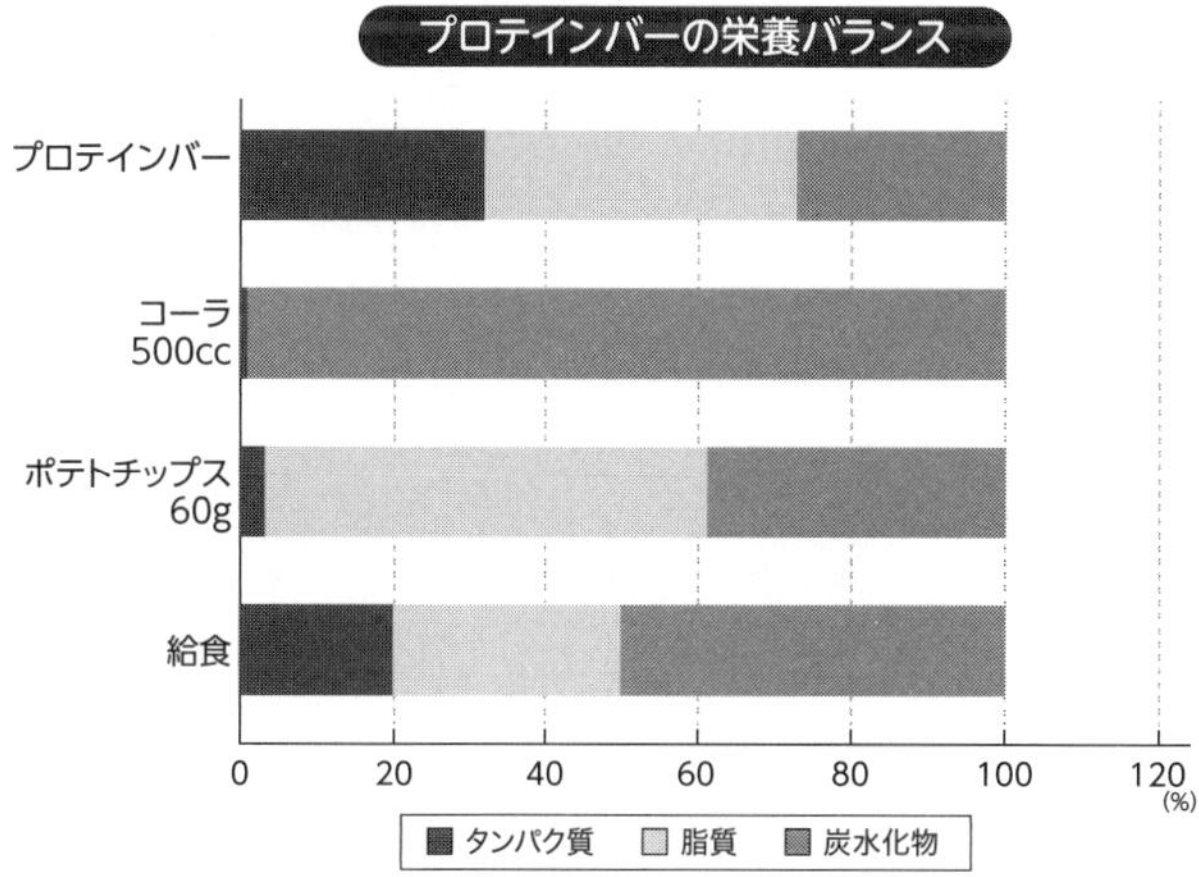

チーズたら、アーモンド小魚などのおつまみ、ヨーグルト、サラダチキン、ゆで卵、カステラなどがあります。当院がある沖縄のソウルフードである、豚皮を揚げたお菓子「アンダカシー」も、無添加で自然素材の優れた高タンパク食品です。

鉄と同様に、タンパク質にも動物性と植物性があり、タンパク質を構成するアミノ酸のバランスにそれぞれ違いがあります。このアミノ酸のバランスのよし悪しを「アミノ酸スコア」といいますが、動物性タンパク質の方がアミノ酸スコアは高く、体内での働きも効率がよいといえます。

つまり、十分なタンパク質を摂取するためには、効率のよい動物性タンパク質を中心として食べることが大切です。

健康診断では分からない「隠れ貧血」

ミネラルの中でも、特に日本人に欠乏しやすいのが鉄です。若い日本人女性に顕著で、その7割が鉄欠乏症状態にあるといわれています。その理由は、月経による鉄の喪失です。月経で失われる鉄は、私たちの想像を超えるものなのです。

加えて、食事からの鉄の摂取が追いついていないのも大きく影響しています。現代の食生活は、普通に食べているつもりでも鉄が不足しやすいため、月経のある女性は容易に鉄欠乏状態になってしまいます。

とはいえ、「健康診断で指摘されたことはないので、自分は貧血ではないから心配ない」と思っている人はとても多いのですが、実はこれが大きな落とし穴なのです。

母親の鉄不足が子どもに移行する

鉄不足は女性だけの問題ではありません。その女性たちから生まれた子どもたちにも関わってくる問題です。

私は沖縄県小児保健協会で子どもの生活習慣対策委員会の食育小委員会のメンバーをしています。沖縄県小児保健協会は沖縄県全体の乳幼児健診を行なっており、健診データは沖縄が日本に復帰した直後から50年分以上蓄積されています。

戦後の沖縄は栄養状態が悪かったため、東京大学医学部小児科のアドバイスにより、栄養状態の指標として貧血状態がチェックされてきました。乳児前期健診（3～4か月）、乳児後期健診（9～10か月）、幼児健診（1歳6か月）において、県内の全乳幼児の貧血検査が行なわれてきたのです。

国内においては、ごく一部の市町村レベルでは行なわれていますが、全県レベルで乳幼児の貧血検査を実施している自治体は、沖縄県以外にありません。沖縄県という本州とは異なった地理的条件、歴史的条件ではありますが、全県レベルという母集団の大きいデータは非常に価値があります。

グラフ（資料9）に示したように、乳児後期健診では二十数％に貧血が見られます。およそ4～5人に1人の赤ちゃんが貧血であることが分かります。1歳半になると、貧血率は10％ほど低下します。

すなわち、1歳を挟んで月齢とともに貧血は減っていきます。この変化の意味するものは

資料9　乳幼児後期と1歳半での貧血の頻度の推移（沖縄県）

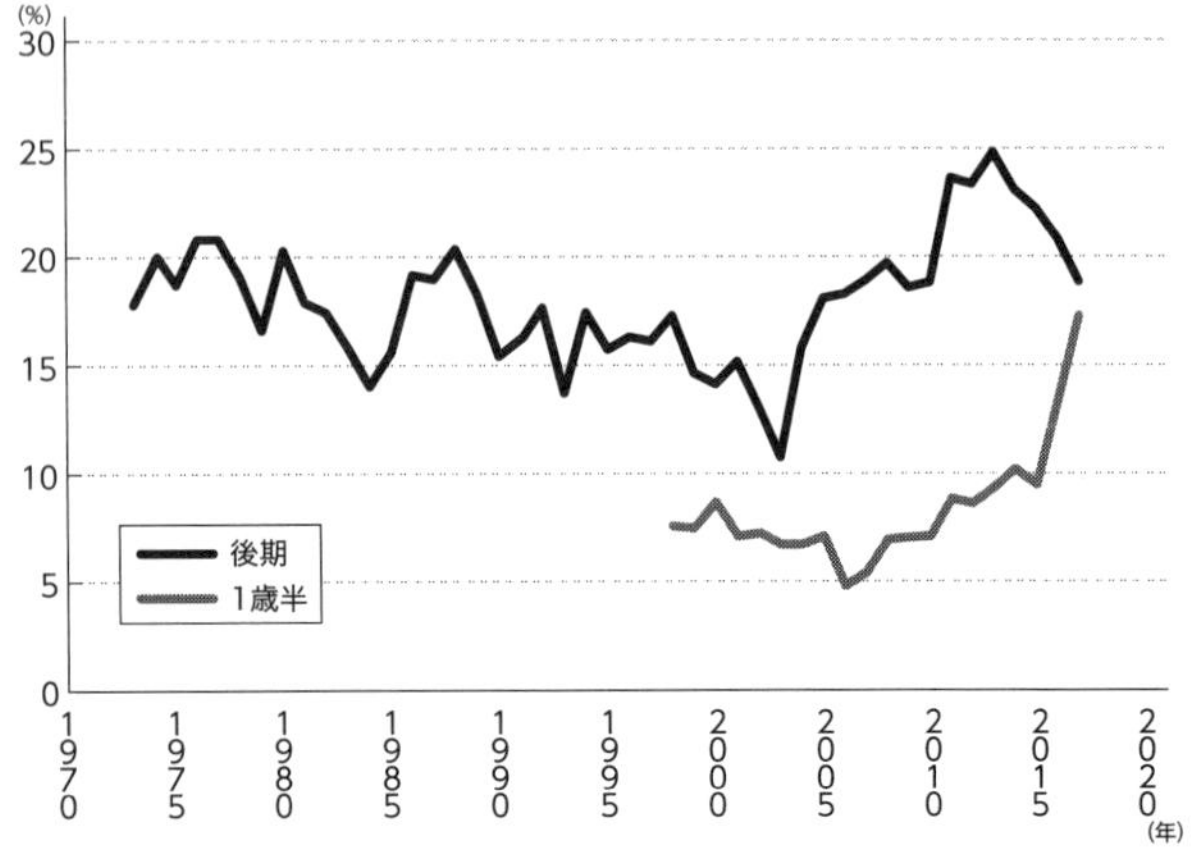

出所：沖縄県小児保険協会　健診データを集計

何でしょうか？

一般的な離乳食は「鉄不足食」

生まれた赤ちゃんの多くは母乳やミルクで育ち、生後5～6か月頃から離乳食が始まります。離乳食は、多くの場合はつぶしがゆから始めて、徐々に野菜を入れたりシラスなどの白身魚が加わり、鶏のささみなどの段階を経て、固さを増し、いろいろな食材を食べるようになります。

栄養士さんが離乳食指導に使用する絵付きの資料（資料10）を見ると、9か月頃に牛豚鶏の絵が登場します。この資料で説明を受けると、「肉類を食べるのは9か月頃からなのだ」と思ってしまうでしょう。

資料10　離乳食の指導に使われるイラストの例

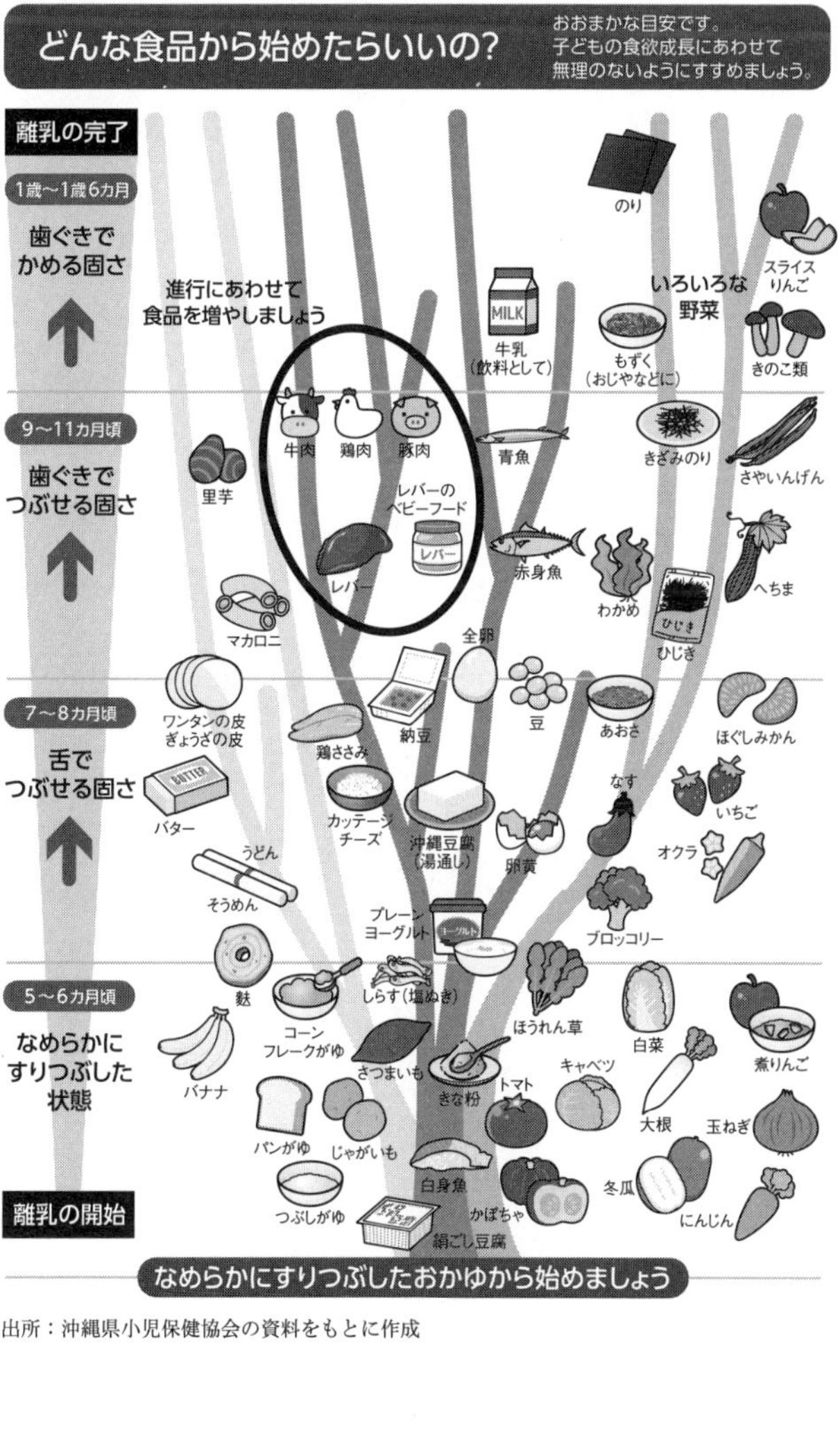

どんな食品から始めたらいいの?
おおまかな目安です。
子どもの食欲成長にあわせて
無理のないようにすすめましょう。
離乳の完了
1歳~1歳6カ月
歯ぐきで
かめる固さ
9~11カ月頃
歯ぐきで
つぶせる固さ
7~8カ月頃
舌で
つぶせる固さ
5~6カ月頃
なめらかに
すりつぶした
状態
離乳の開始
進行にあわせて
食品を増やしましょう
のり
スライス
りんご
いろいろな
野菜
MILK
牛乳
(飲料として)
もずく
(おじやなどに)
きのこ類
牛肉
鶏肉
豚肉
青魚
きざみのり
さやいんげん
里芋
レバーの
ベビーフード
レバー
レバー
赤身魚
わかめ
ひじき
ひじき
へちま
マカロニ
全卵
ワンタンの皮
ぎょうざの皮
鶏ささみ
納豆
豆
あおさ
ほぐしみかん
BUTTER
バター
カッテージ
チーズ
沖縄豆腐
(湯通し)
卵黄
なす
いちご
オクラ
うどん
そうめん
プレーン
ヨーグルト
ヨーグルト
ブロッコリー
麩
しらす(塩ぬき)
コーン
フレークがゆ
ほうれん草
白菜
煮りんご
バナナ
さつまいも
きな粉
トマト
キャベツ
大根
玉ねぎ
パンがゆ
じゃがいも
白身魚
冬瓜
つぶしがゆ
かぼちゃ
絹ごし豆腐
にんじん
なめらかにすりつぶしたおかゆから始めましょう

出所：沖縄県小児保健協会の資料をもとに作成

しかし、WHOの資料によれば、母乳に含まれる鉄はごくわずかで、赤ちゃんが必要とする量には全く足りません。赤ちゃんは胎児の頃に母親からもらった鉄を体内に十分に蓄えた状態で生まれてきます。そのため、産後の母親の体内の鉄は枯渇状態になります。

赤ちゃんは、生まれてきた時に蓄えているフル充電の鉄を少しずつ使うために、母乳に含まれる鉄は微量でも、生まれてしばらくはこと足りているのです。しかし、生後6か月頃になると、体内の鉄の蓄えは底をつきます。この月齢からは食事から十分量の鉄を摂取する必要があるのです。

残念ながら、つぶしがゆや野菜には十分な鉄は含まれていないので、赤ちゃんは徐々に鉄不足になっていきます。乳児後期健診での貧血は、まさに食事からの鉄不足を証明しています。9か月頃から肉を食べ始めるのでは、遅すぎるのです。

WHOは赤ちゃんの食事（日本でいうところの離乳食）に関する指針を作成しています。「補完食　母乳で育っている子どもの家庭の食事」（＊7）によると、赤ちゃんの食事は生後5〜6か月頃から開始し、十分なエネルギーや鉄など不足しやすい栄養を含んでいる必要があると書かれています。具体的には「食事の早期から肉やレバーを食べなさい」と伝えているのです。

赤ちゃんは一生の中で一番成長率の高い時期です。身体的にも大きく成長しますが、脳も同じように大きく成長発達します。その成長に見合った栄養が必要です。

ＷＨＯをはじめとした欧米のガイドラインでは、赤ちゃんに必要な栄養を具体的に指摘し、それをまかなえるような食材を食べるように推奨しています。十分なエネルギー、鉄などのミネラル、タンパク質、脂質が大切なのです。「ゆるいおかゆには栄養がありません」とまでＷＨＯの資料には書かれています。

一方で、日本の離乳食ガイドラインには、こういった視点は欠落しています。日本人の赤ちゃんがこれまで食べてきた習慣をベースに指針が作られており、科学的ではありません。

その結果が、乳児後期の貧血の多さです。

私は沖縄県での乳児後期健診での貧血の多さに疑問を持ち、在日米軍病院の小児科医にアメリカでの小児の貧血について状況を聞いたことがあります。「おそらく数％だろう」との返事でした。日本とは健診システムが異なるため、きちんとしたデータはないだろうとのことでしたが、この大きな違いを知った時に、まさに愕然《がくぜん》としたのを今でも覚えています。

二次性徴期に鉄不足状態に陥っている起立性調節障害の子どもたちは、もともと鉄が満たされた身体から鉄不足になったわけではありません。乳児後期から長期間、ずっと鉄不足だったところで二次性徴期を迎え、さらに鉄不足が重症化することで、起立性調節障害につながった可能性があるということです。

鉄は体のどこにあって、どこから減るのか

一般的に、貧血はヘモグロビン値（Hb、血色素量）で評価されます。沖縄県の乳幼児健診でもヘモグロビン値で評価しています。小児の貧血はヘモグロビン値が11未満と定義されていますが、最近ではヘモグロビン値だけで鉄の評価をすることは不適切であることが分かってきました。

その理由は、人の体には大きく分けて次の4カ所に鉄が存在しているためです。

①組織鉄：筋肉細胞などの細胞内に存在する鉄
②赤血球鉄：赤血球と結合して酸素運搬をする鉄。命に関わるので最優先
③血清鉄：血液中に存在する鉄
④貯蔵鉄（フェリチン）：肝臓や筋肉中に貯蔵されている鉄

貧血というのは、赤血球と結びついて酸素運搬に使用される②の赤血球鉄（ヘモグロビン鉄）が減った状態を指します。酸素運搬は生命維持と直結するため、体内の鉄が十分ではなくなった時、体は赤血球に最優先で鉄を供給するようになります。したがって、貧血というのは鉄欠乏の最終像であるということになります（資料11）。

貧血に至る前の「前貧血状態」、あるいは単に「鉄欠乏状態」と呼ぶ段階では、体内の貯蔵鉄の多くが酸素運搬に利用されます。本来は体内のいたるところで鉄は必要なのですが、貯蔵鉄の残りが少ない状態では、酸素運搬の赤血球以外のところには十分には提供されないため、体の本来の機能が発揮できなくなって、様々な不調を生じます。

「貯蔵鉄が足りない鉄不足」に伴う症状には、次のようなものがあります。

・全身の倦怠感やめまい
・耳鳴り
・動悸、息切れ
・蒼白
・無性に氷が食べたくなるなどの異食症

資料11　鉄の体内動態と鉄欠乏

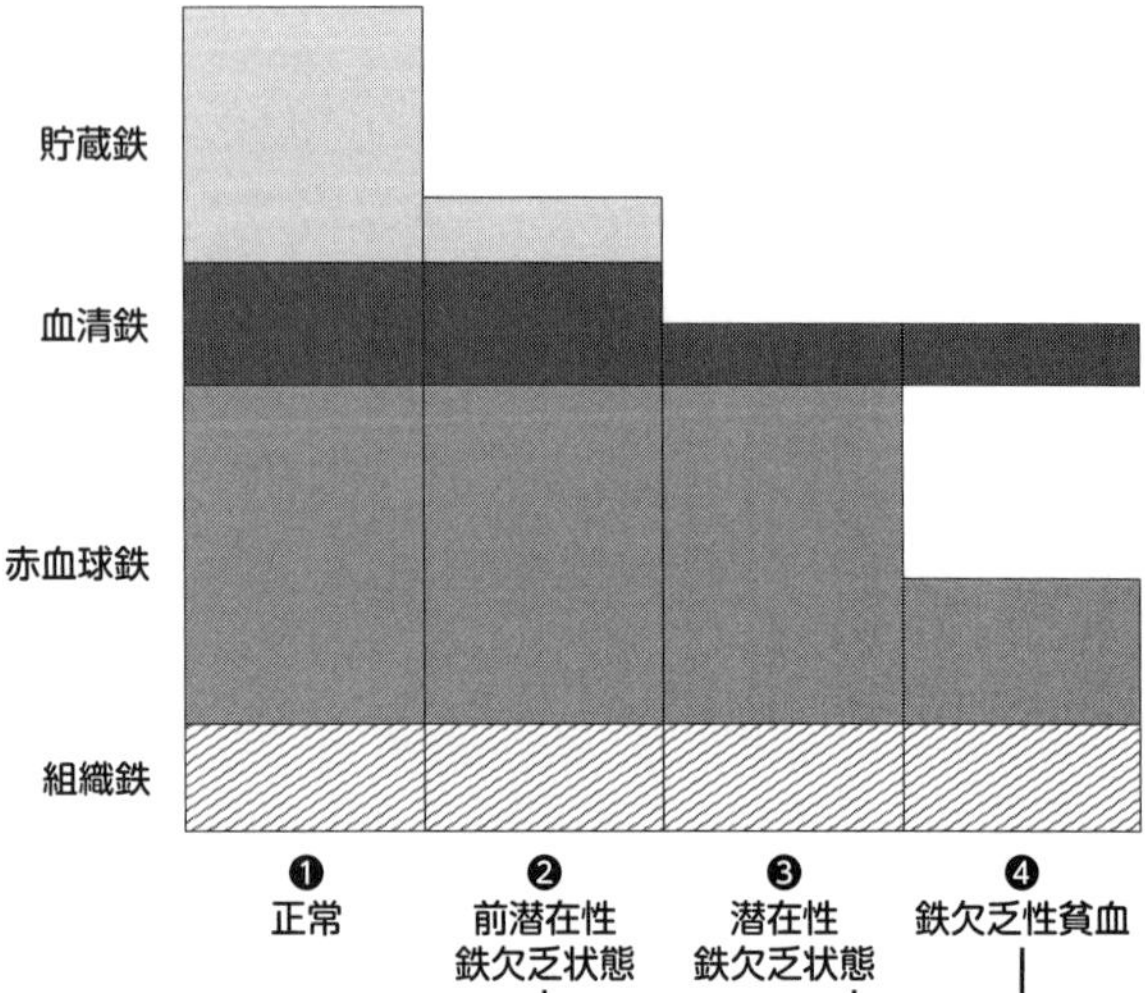

❷前潜在性鉄欠乏状態

貯蔵鉄減少、血清鉄正常、ヘモグロビン正常。
体内の鉄量が減少すると、貯蔵鉄を消費して
ヘモグロビンを作る。

❸潜在性鉄欠乏状態

貯蔵鉄減少、血清鉄減少、ヘモグロビン正常。
貯蔵鉄が枯渇すると血清鉄が減少する。

❹鉄欠乏性貧血

貯蔵鉄減少、血清鉄減少、ヘモグロビン減少。
貯蔵鉄および血清鉄が枯渇すると、造血器官への
鉄の供給が減少し、ヘモグロビンが減少する。

出所：滝島茂「鉄剤投与のガイドライン改訂に関する最新トピック」『Neonatal Care』30巻8号、744-749頁、2017年

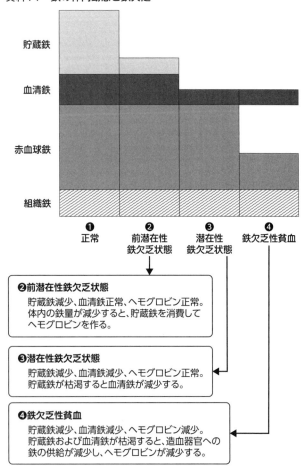

・スプーンネイル（爪が薄く平坦になったり、反《そ》り返ったりする）
・舌炎《ぜつえん》、口角炎、嚥下《えんげ》障害

脳が使う神経伝達物質も鉄が材料であり、鉄貯蔵が底をついてくると十分な神経伝達物質が作られなくなります。すなわち脳が十分に働かなくなるのです。脳が十分に働かないということは、頭の回転が落ちるだけでなく、メンタル不調も招くということです。身体的不調、メンタル面での不調、集中力低下など様々な不調が、鉄不足により起こるのです。

「朝だるくて起きられない」という起立性調節障害の原因の一つは、まさに鉄欠乏なのです。実際に、起立性調節障害の症状がある患者を検査すると、体内の鉄貯蔵を示すフェリチンの値は、総じて低値です。

100必要なフェリチン値が1桁程度しかない

体内の鉄の総量は3～4・5gで、そのうちの65%はヘモグロビンと結合して赤血球中に存在し、残りの大部分はフェリチンとして貯蔵されています。その他、筋肉中の「ミオグロビン」や酵素として微量に存在しています。

つまり、貯蔵鉄フェリチンとして存在する鉄は全体の30％、すなわち０・７〜１・５ｇとなります（資料12）。

フェリチンは検査では「血清フェリチン」という名前で示され、その単位は「ng／ml」です。１ng／mlは貯蔵鉄８〜10㎎に相当するため、体内の総鉄量が３〜４・５ｇの時、貯蔵鉄は０・７〜１・５ｇ、すなわちフェリチンの値は70〜１９０ng／ml程度が適切な値ということです。

ところが、起立性調節障害がある患者のフェリチン値を調べると、総じてとても低く、０〜10ng／ml程度しかないことが少なくありません。これでは、朝起きられないのも無理はありません。

私たちの体内では鉄は再利用されるため、代謝による過不足は生じないのですが、皮膚や腸管粘膜の脱落や便・尿・汗などの排泄により、毎日１㎎の鉄を失います。この不足分の１㎎を食事からとる必要があるのです（資料13）。鉄の吸収率は食品により異なり、おおむね10％といわれています。つまり、10㎎の鉄を食べても、１㎎程度の鉄しか吸収されないのです。

女性の場合は月経によってさらに多くの鉄を失うため、相当量の鉄をとり続けないと、あっという間に鉄不足に陥ってしまいます。特に、妊婦の場合は胎児に鉄を相当量供給するた

資料12　人体での鉄イオンの存在様式とその機能

鉄結合物	所在部位		機能	総量（g）	鉄量（g）	全鉄に対する%
シトクロム c, a_3, a_1, c_1, b	細胞内	ミトコンドリア	呼吸（生物学的酸化、還元）	0.8	0.004	0.5
フラビン酵素				微量	微量	0.5
アコニターゼ			エネルギー代謝（TCA回路）	微量		
P450			薬物・異物代謝	微量		
ミオグロビン	組織内	細胞質	O_2の受容	40	0.13	3〜5
カタラーゼ			活性酸素の解毒	5	0.004	0.1
RNAレダクターゼ			DNA合成	微量	微量	
フェリチン、ヘモジデリン			鉄貯蔵、解毒、中和	**3**	**0.7〜1.5**	30
ヘモグロビン	血液中	赤血球	O_2の運搬	**650〜750**	**2.1〜2.5**	65
トランスフェリン		血漿中	鉄イオンの運搬	**10**	**0.004**	0.1
全鉄量					**3〜4.5**	

出所：『鉄剤の適正使用による貧血治療指針 改訂第３版』（日本鉄バイオサイエンス学会治療指針作成員会 編）をもとに作成

資料13　生体鉄代謝の機構

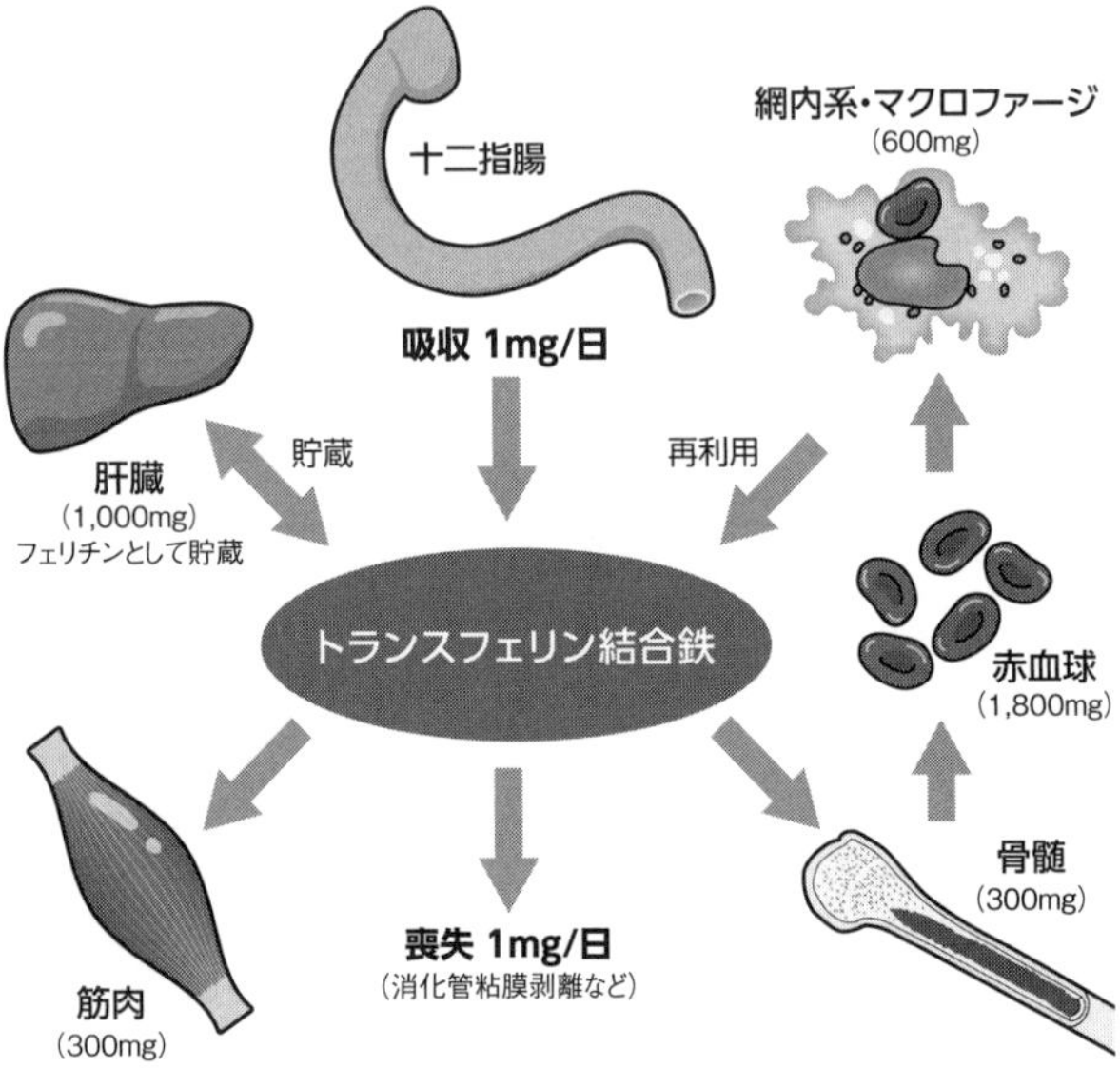

生体鉄代謝はほぼ半閉鎖な再利用系である。
貯蔵鉄量は2〜4gで、1日に吸収される鉄量はわずか1mgにすぎない。
大部分の鉄は、骨髄での赤血球産生と網内系細胞での貪食と分解に依存している。

出所：高後裕「鉄代謝調節のメカニズム」『Medical Technology』41巻9号、934頁をもとに作成

資料14　毎月失う鉄の量

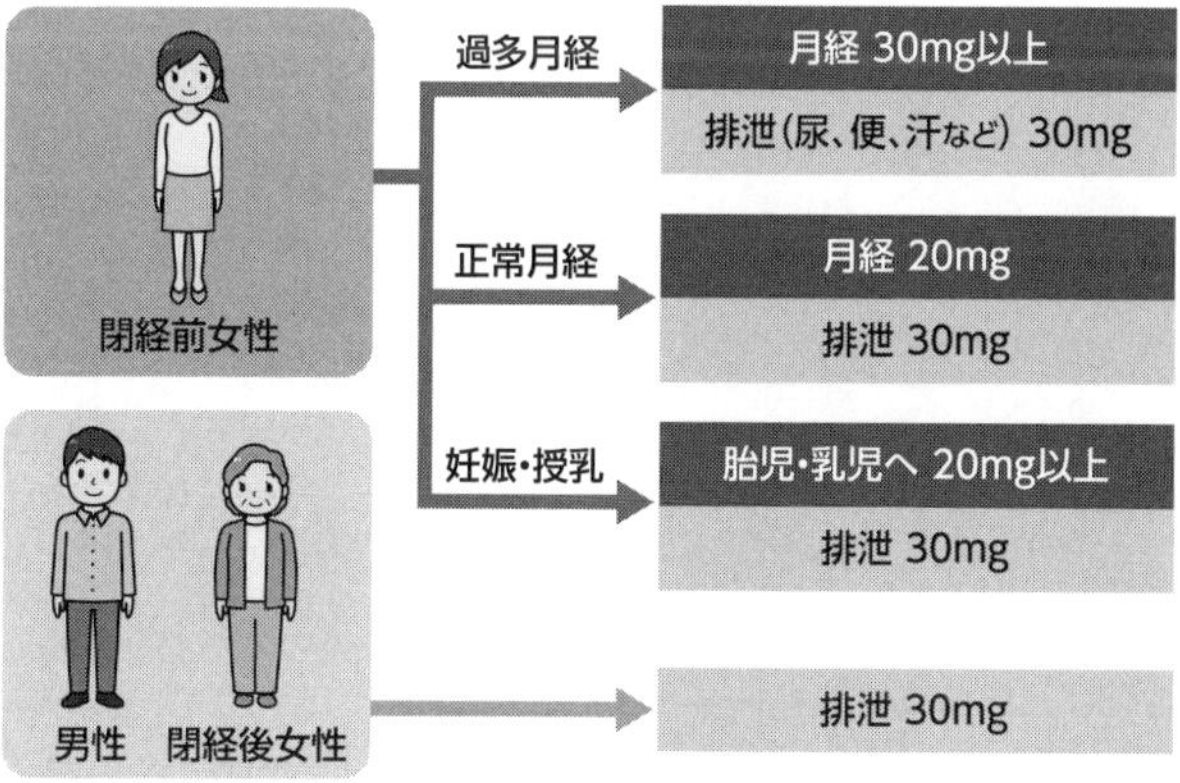

出所：今井篤志「教えてホームドクター　女性に多い貧血」『岐阜新聞Web』の図をもとに作成

め、放っておけば体内の鉄はすぐに枯渇してしまいます。資料14に示したように、毎月30mgの鉄を失いますが、月経血や胎児への鉄移行の影響でさらに20mg、過多月経の人は30mg以上の鉄を失います。したがって月経のある女性は少なくとも男性の2倍程度の鉄を食事から摂取する必要があるのです。

健常な女性の月経では、5日間前後で約150mlの出血があり、1回の月経で15～20mgの鉄を失うことになります。

この15～20mgの鉄というのは、通常の食事で摂取する鉄が1mg程度であるため、まさに15～20日分に相当するのです。

すなわち、月経のある若い女性は、月経がない女性や男性よりも5割ほど多く鉄を摂取する必要があるということです。

食品からの鉄吸収率は動物性食品で約10～20％であるため、日本人成人の1日の食事からの鉄摂取量は男性で7・5㎎、女性では10・5㎎（月経のない女性は6・5㎎）が推奨されています。

このように、国の基準では月経のある女性は毎日3㎎の鉄を余分に食品から摂取することになっていますが、吸収されるのはその約10分の1に過ぎません。つまり、1日0・3㎎です。これでは30日間摂取し続けても、9㎎しか鉄が摂取できないことになるため、とても十分な量とはいえません。

食品中の鉄について、もう少し詳しく見ていきましょう。

食品中の鉄には2種類あり、それぞれ吸収率も大きく異なります。肉や卵など動物性食品に多く含まれている鉄を「ヘム鉄」といい、その吸収率は10～20％です。一方、野菜や果物など植物性食品に多く含まれているのが「非ヘム鉄」で、吸収率は2～5％です。

動物性食品と比べると、植物性食品は鉄の吸収率が4～5分の1程度と大きく劣ります。このような違いがあることから、野菜中心の食生活をしていると、容易に鉄欠乏状態に陥ることになってしまいます。

そのため、私は若い女性たち、特に妊産婦さんたちには、レバーや赤身の肉といったヘム鉄を多く含む食品を食べるようにお勧めしています。最近では、鉄強化食品も多く販売されるようになってきたので、それらを利用したり、鉄のサプリメントを利用するのも有効な方法となります。また、医療機関で検査して貧血や鉄欠乏と診断された場合は、鉄を補充する経口鉄剤を処方される場合もあります。

中性脂肪と糖質過多

起立性調節障害のある子どものみならず、大人でも多くの人が抱えている問題に、中性脂肪高値があります。大人の健診で一番頻繁に遭遇する異常の一つが脂質異常症、特に中性脂肪高値です。

中性脂肪とは、「脂肪」という文字がついてはいますが、食べた脂肪（脂質）とは無関係で、自分の体で作り出した脂のことです。人間の体は食べた炭水化物を材料として、肝臓で中性脂肪を合成します。

つまり、中性脂肪の値が高いということは、炭水化物を多くとりすぎたということを意味しているのです。

手軽に食べられる食材は、炭水化物を主としたものばかりです。おにぎり、パン、サンドイッチ、ピザ、肉まん・あんまん、アップルパイ、ラーメン、スナック菓子などおいしいものがあふれていますが、これらは炭水化物の塊《かたまり》です。例えば、おにぎり1個（約100g）に含まれる糖質は約39gです。つまり、おにぎりを1個食べると、砂糖を小さじ13杯食べたのと同じということになります（小さじ1杯は5ccで砂糖なら3g）。

炭水化物や糖質という言葉を使いましたが、厳密にいうと糖質と食物繊維を合わせた栄養素が「炭水化物」です。食物繊維は栄養上はカロリーゼロで吸収されないため、その存在はほぼ無視してよいでしょう。むしろ適度に摂取することが望ましいです。

したがって、健康上の問題を考える時は、炭水化物≒糖質と考えていただいてよいでしょう。要は、簡便に食べられておいしいものは、炭水化物（≒糖質）にあふれているということです。これらの食品は、穀物やイモ類を主原料としているため、糖質中心です。

糖質はもちろん必要な栄養ではありますが、人間の体が必要とする量は本来、さほど多くありません。様々な意見がありますが、人に必要な糖質量は、脳が一日に使用するブドウ糖の量、すなわち約100gというのが、最近のコンセンサスです。

100gのブドウ糖というのはどれぐらいでしょうか。ごはん1膳での糖質（≒ブドウ糖）を55gとすると、2膳食べれば110gとなり、軽く必要量を超えます。ちなみに、一般的な日本人は、1日に300～400gの糖質をとっているといわれています。

このように、現代人は普通に食事をしているだけで、すでに糖質過剰なのです。

糖質をとりすぎれば、体脂肪として蓄積するための脂質である中性脂肪がたくさん作られます。太古の昔、まだ農耕が始まっていない頃のヒトは、狩猟採集生活でした。いつも食料に満たされていたわけではなく、いつ食料にありつけるのかは分かりません。ちゃんと食べることができた時に栄養を蓄えておく必要があったのですが、その蓄える方法こそが、中性脂肪なのです。

必要より多く摂取した糖質を中性脂肪に作り替え、体脂肪として蓄える……というのがその仕組みです。内臓脂肪や皮下脂肪として蓄えることで、迫り来る飢餓に備えていました。

食料に満たされた現代社会では、皮肉なことに、この貯蔵能力が逆に肥満や生活習慣病の原因となってしまっています。

糖質過剰は中性脂肪をたくさん作って肥満を招き、生活習慣病の原因となりますが、実は不利益はこれだけではありません。

炭水化物（≒糖質）は消化吸収されるとブドウ糖に分解されます。ブドウ糖は血液中の糖、血糖そのものなので、炭水化物をたくさん食べれば、当然ながら血糖が上昇します。この血糖の急上昇は、イライラやうつうつ、眠気などを引き起こし、精神状態を不安定にします。

また、血糖が上がると「インスリン」という血糖を下げるためのホルモンが分泌されますが、この時にブドウ糖は中性脂肪に作り替えられます。そのため、インスリンは「肥満ホルモン」とも呼ばれているのです。

血糖変動の波で精神が不安定になる

インスリン分泌によって起こる弊害はこれだけに留まりません。「高血糖↓インスリン分泌」という状況が長く続くと、インスリンの効果は徐々に低下し、さらに多くのインスリンを分泌するようになります。結果的にたくさんのインスリンが分泌されることで、必要以上に血糖が下がります。

血糖は下がりすぎると、意識障害などの重大なトラブルを引き起こします。そのため、人の体には低血糖を防ぐ仕組みが備わっており、下がった血糖を上げようと働く様々なホルモンがどんどん分泌され始めます。これらのホルモンには攻撃性を高める働きを持つものがあるため、結果としてイライラしてきて、精神が不安定になってしまうのです。

食後にだるくなり、その後にイライラするようなことがあれば、体内では「低血糖＋各種血糖上昇ホルモン分泌」といった事象が起こっているのです。

このような状況を「機能性低血糖」と呼びます。過剰な糖質摂取が続くと、機能性低血糖のリスクが高くなるので注意が必要です。

「高タンパク低糖質」でメンタルは安定する

「食後の高血糖↓インスリン過剰分泌↓低血糖↓攻撃性のある血糖上昇ホルモン分泌」という機能性低血糖のリスクを減らすには、糖質の少ない食品を食べることが有効です。おなかが空いた時に糖質が主体のおにぎりやラーメンを食べるのではなく、チーズやナッツなどの高タンパク・高脂質・低糖質の食品を選択するとよいでしょう。

糖質の少ない食品は、食べても血糖変化がほとんどないため、インスリン分泌も少なくなり、メンタルが安定します。

血液検査で中性脂肪が高いということは、糖質過剰を意味するため、糖質の少ない食品を中心とした食生活に変えることをお勧めします。肥満や生活習慣病の予防ができるだけでなく、食後の眠気ともおさらばできます。心身のパフォーマンスもアップするため、かえって活発に活動できるようになります。

午睡という習慣がありますが、これは昼食に炭水化物をたくさん食べることで血糖の変動が大きくなるために生じる眠気が原因です。昼食での炭水化物を少なくすれば、食後に眠くなることはありません。午睡とは、現代の食生活が招いた現象に過ぎないもので、本来は必要のないものです。

起立性調節障害との関連に話を戻しましょう。

起立性調節障害の人は、概して糖質過剰の傾向があり、タンパク質不足です。血液検査をすると、中性脂肪が高めのことが多い印象があります。

先に説明したPFCバランスは本来、PFが高くCが低いのが理想です。PFCバランスは3：3：4がよいと私は考えていますが、現代の食生活では、健康な人でもC（炭水化物）が6割程度あるのが普通のため、ほとんどの人が糖質過剰といえます。

栄養への意識が低い人はさらに高値でしょうし、起立性調節障害の患者はタンパク質不足であることは間違いなく、結果として糖質過剰のトラブルを併発しているといえます。

栄養療法の視点から行なう検査方法

起立性調節障害にはどんな栄養の問題があるのかについて、ここまででご理解いただけたことでしょう。次に、実際の栄養状態を知るために、どんな検査を行なっているのかについて見ていきましょう。

栄養状態を評価するための検査は血液検査で行ないますが、さほど特別な検査が必要になるわけではなく、一般的な項目から多くのことが推定できます。なぜなら、血液検査の各項目は、様々な要因で変化するからです。

具体的には、栄養状態の評価には以下の項目が役立ちます。

・タンパク質摂取量の評価：ＢＵＮ（尿素窒素）が18～20
・ビタミンＢの評価：ＧＯＴ・ＧＰＴのどちらも20以上で同じぐらい
・鉄の評価：フェリチンが１００以上、ＵＩＢＣが２００以下&ＴＩＢＣが３００以上
・亜鉛の評価：血清亜鉛が80以上
・オメガ３の評価：ＨＤＬ－Ｃが80以上
・炭水化物（糖質）の評価：ＴＧ（トリグリセライド、中性脂肪）が80以下

順にそれぞれの詳細について見ていきましょう。

タンパク質の指標は「BUN」

血液検査の項目には多くの場合、一つの項目説明と一つの基準値の範囲がありますが、実際には生体内での多くの要因が検査項目の値を左右します。最も強く影響する要因をその項目の意味するものとして説明されているだけなのです。

例えば、「BUN（尿素窒素）」という項目は、腎機能を示す検査項目とされ、脱水の指標でもあります。

BUNについて、ある健診センターの解説には次のように記されています。

◇尿素窒素（BUN）

尿に由来する窒素量を示す単位で、血清成分からタンパク質を取り除いた残余成分の30〜40％を占めています。肝臓による生産過剰、腎臓による排泄障害があると増加します。血液検査では、肝臓、腎臓の状態を検査するために利用されます。尿素はタンパク質の終末代謝産物で、肝臓で合成され、腎臓から排出されますが、腎臓の機能が低下すると濾過《ろか》しきれない尿素窒素が血液中に残り、尿素窒素の値が高くなります。

一方で、検査会社の解説は次の通りです。

> 尿素窒素（ＢＵＮ）は、血中の尿素に含まれる窒素分を表すもので、生理学的には尿素と同義である。尿素はクレアチニン、尿酸などとともに、含窒素物質の終末代謝産物である。尿素は、アミノ酸の脱アミノによって生じたアンモニアとCO_2から、主として肝臓において尿素サイクルによって合成される。血中尿素窒素は、腎糸球体から濾過され、一部尿細管で再吸収されたのち、尿中に排泄されるため血中および尿中の測定は腎機能の指標となる。
>
> ○異常値を示す病態・疾患
>
> ・減少する疾患
>
> 　肝硬変（腹水貯留）、肝不全、劇症肝炎、**低タンパク食**、尿崩症《にょうほうしょう》（多尿）、妊娠
>
> ・上昇する疾患

アミロイドーシス、外科的侵襲、癌、血色素尿症、高タンパク食、腎不全、多発性骨髄腫、脱水症、痛風、尿毒症、薬剤投与（サイアザイド、エタクリン酸、TC系抗生剤など）

このように、BUNの一般的な認識は腎機能のよし悪しを判断する指標となっており、その基準値8～22に入っているかどうかを主に見ています。

しかし、BUNは検査会社の解説にもあるように、食事から得たタンパク質の分解産物であるので、食事でとるタンパク質が減れば、BUNも低下する相関の関係にあります。実際に検査会社の解説にも、BUNが減少する疾患に「低タンパク食」があります。

基準値の考え方も同じで、腎機能の観点では8～22にあればおおむね「腎機能は良好」と考えられますが、栄養の視点では18以上は欲しいところです。

低栄養の人の数値を参考に基準値ができている!?

このように、検査の「基準値」というのが、実は曲者《くせもの》なのです。

検査会社によって値は微妙に異なりますが、基準値がどのように決められるかをご説明しましょう。

例えば、BUNやCRE（クレアチニン）といった腎臓の項目であれば、腎臓に障害がないと思われる健康な人（たいていは検査会社の健康な社員）を集めて検査をし、その検査結果を統計的に分析したものを基準値とします。腎機能に問題がないという点ではいいのですが、それ以外の要素がすべて良好かどうかは定かではありません。

つまり、腎機能は良好でも、低タンパク食の人が多く含まれていたら、基準値は低めになるでしょうし、高タンパク食の人が多く含まれていたら、高めになります。栄養に詳しい医師は、先に述べた通り、おおむねBUNが18以上でタンパク質が足りている状態と考えているようです。

このように、検査結果の基準値はその評価目的によって異なってくるため、一通りとは限りません。

起立性調節障害患者のBUNは1桁

実際に、起立性調節障害がある人たちの血液検査結果を見ると、BUNが1桁の人がほとんどです。栄養の視点で評価すると、BUNが1桁というのはタンパク質が足りていないということになります。

さらに、BUNが1桁でタンパク質不足と判断した患者さんに、高タンパク食を意識してもらうと、BUNはどんどん上昇していきます。BUNの上昇に伴って、朝の体調もどんどん改善していくのです。

ここで忘れてはならないことは、繰り返しますが、各検査項目の意味するところは一つではないということです。基準値の考え方も、評価する目的によって変わってきます。

残念ながら、実際の臨床の場においては、画一的に基準値との比較だけが行なわれており、BUNが「8」程度のタンパク摂取不足においても、「腎臓は問題ありません」という的外れな評価になってしまい、低タンパク食であることを見抜くことができていません。

複雑な人体の生理機能を画一的に評価している現在の医学の姿勢に、そもそもの問題が隠れているように思います。

ビタミンBの評価はGOT、GPTでできる

GOTやGPTという項目は、一般的には肝機能を表していますが、これらの項目を変化させる要因は決して肝機能だけではなく、ビタミンBの過不足も値を変化させる要因です。

言い換えれば、ＧＯＴやＧＰＴは栄養的にはビタミンＢの目安になるのです。

先にも述べた通り、血液検査の値は様々な要因で変化するため、その解釈は実は非常に難しいといえます。肝機能が正常ならばビタミンＢの評価として参考になりますし、逆に肝機能障害があれば、ビタミンＢの評価には使えません。採血結果の解釈はとても難しいのですが、多くの医師は基準値との比較だけを行なって評価しているのが現実です。

検査会社の資料を見ると、ＧＯＴの基準値は10〜40（Ｕ／Ｌ）、ＧＰＴの基準値は５〜40（Ｕ／Ｌ）ですが、これは肝臓などの臓器障害の有無を見る時の基準値と考えればよいでしょう。栄養の視点では、どちらも20以上ほしいところです。

ビタミンＢ不足がある場合、ＧＰＴが下がります。ＧＯＴがＧＰＴの２倍程度である場合やどちらも１桁の場合などは、強いビタミンＢ不足と考えられます。

これらの数値も、高タンパクにしてビタミンＢを服用してもらうと、どんどん数値が上昇していきます。当院では、医薬品のビタミンＢは内容が不十分のため処方していません。主に、市販のビタミンＢサプリを紹介しています。どんなサプリを推奨しているかについては、後述します。

たまに、ビタミンＢをしっかり服用した結果としてＧＯＴやＧＰＴが一般的な基準値を超えてしまうことがあります。すると、ビタミンBが肝機能障害を招いたと誤解されることがありますが、これは決して肝機能障害を起こしたわけではなく、単にビタミンBが潤沢になった結果として数値が高くなっているだけです。肝臓には何の障害もありません。ビタミンBは多く摂取したとしても余剰分は分解されて尿に排泄されますので、とりすぎによる過剰の心配はありません。

ちなみに、脂溶性ビタミン（ビタミンA、ビタミンD、ビタミンE、ビタミンK）は摂取しすぎると体内で過剰になるため、指示された量を守ることが大切です。

GPTが10未満の症例も

次に、GOTやGPTの値を決めるものはどんな要因なのかを見ていきましょう。

GOTが高くなるのは、細胞が損傷を受けたことで内部の酵素が漏れ出た時です。GOTは心筋、肝、骨格筋、腎に多く存在しており、一般的には心筋細胞、筋肉細胞や幹細胞の損傷を見つけるために利用されます。

GOTの数値が逆に低くなった時は、ビタミンB6が欠乏した時です。

起立性調節障害の場合は、肝機能障害を起こしていることは普通はないため、ビタミンB

6が足りない状態、すなわちGOT低値になっていないかどうかが重要となります。

GOTの基準値は13～33ではありますが、栄養的には先の通り20以上であってほしいところです。GOTが10あたりだと、かなりのビタミンB6不足、おそらくはビタミンB全体の不足が想定できます。

参考に、GOTが減少する疾患を次に挙げておきます。

・ピリドキサルリン酸（ビタミンB6）欠乏、慢性透析

GOTが上昇する疾患は次の通りです。

・アルコール性肝炎、肝硬変、急性肝炎、筋疾患、脂肪肝、心筋梗塞、胆汁うっ帯、閉塞性黄疸、慢性肝炎、溶血性疾患

GPTは肝臓、次いで腎臓の細胞内に多く存在しているため、GPTが上昇している時は肝障害や腎障害が疑われます。

起立性調節障害においては、GOTと同様、栄養障害、特にビタミンB6欠乏の指標となります。GOTと同様に20以上が理想です。

GPTが減少する疾患はGOTと同様です。

・ピリドキサルリン酸（ビタミンB6）欠乏、慢性透析

GPTが上昇する疾患は次の通りです。

・アルコール性肝炎、ウイルス性肝炎、肝硬変、急性肝炎、脂肪肝、胆汁うっ帯、慢性肝炎

このように、起立性調節障害のような低栄養が疑われる状態では、GOTやGPTが低くなっていないかを調べる必要があります。

起立性調節障害の患者さんのほとんどが、GOTが20未満、GPTが10程度、中にはどちらも10未満のことさえあります。

ＧＯＴやＧＰＴが低いほど、あるいはＧＯＴとＧＰＴの差が大きいほど、ビタミンＢ６欠乏の程度が強いと推測できます。ビタミンＢ６を直接検査することもできますが、検査費用が高価であり、健康保険も適応されないので、残念ながら今のところはお勧めできません。

しかし、一般的な検査であるＧＯＴ、ＧＰＴで十分評価は可能です。

鉄の評価はヘモグロビンよりも「フェリチン」重視

貧血というのは、体内でまず貯蔵鉄（フェリチン）が底をつき、血清鉄が減って初めて、ヘモグロビンの減少が起こって発覚する病気であり、決してなってはいけない深刻な状態です。貯蔵鉄が減り始めた時点でめまいや疲れ、精神不安定といった様々な不調が出てくるため、鉄不足の評価は貯蔵鉄の量で行なう必要があります。この指標が、フェリチン値です。

フェリチンは血液検査で簡単に調べることができますが、残念ながら、その重要性を理解していない医師が多いのが現状です。鉄の評価は「貧血かどうかさえ調べればよい」というのが、悲しいかな現在の医師の常識です。

さらに、フェリチンの正常値にも考慮すべき点があります。現在のフェリチン基準値は「５〜２５０ng／ml」とされていますが、私はこの基準値は適切とは考えていません。

資料15　Hb（ヘモグロビン）とフェリチンの関連

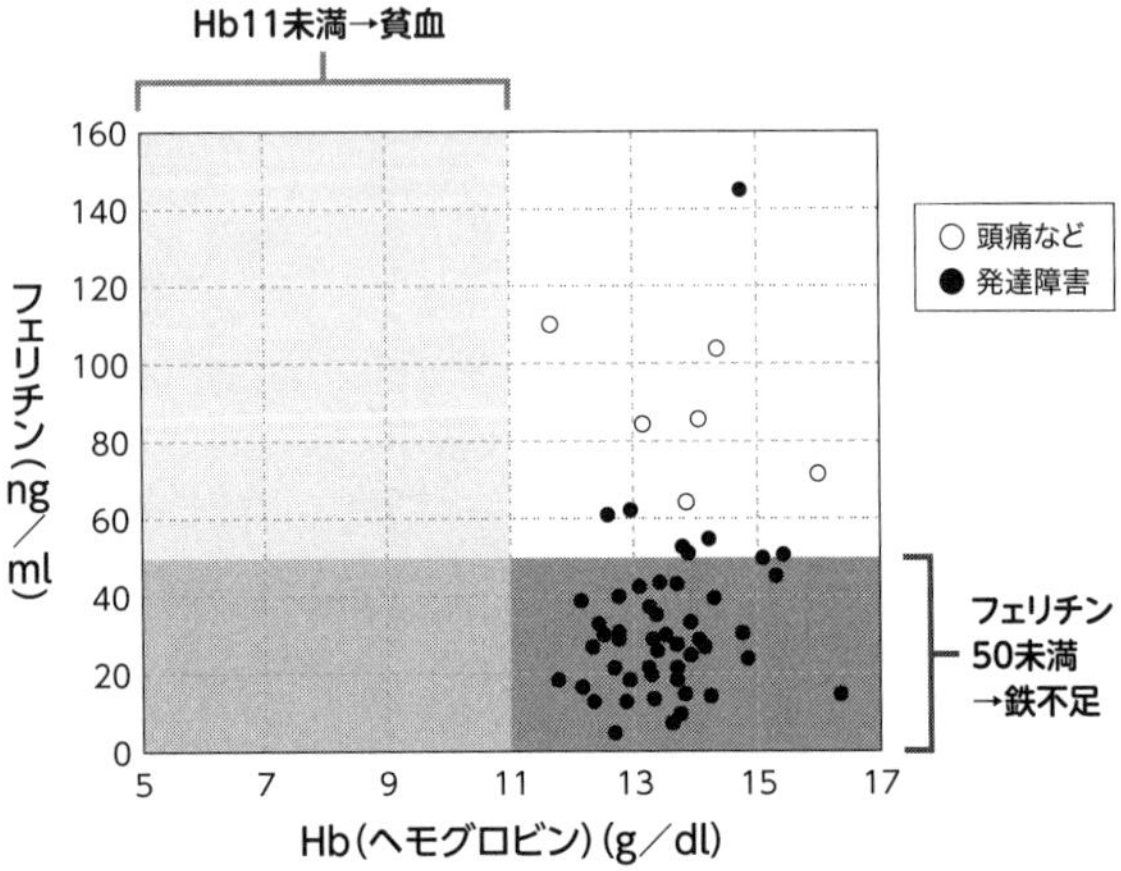

　というのも、血液検査の基準値の多くは、健康だと思われる人の採血データを統計的に処理して求められていますが、数値そのものに科学的な裏付けがあるわけではないからです。一見健康的であっても、実は無自覚な鉄不足の人から採血したデータをもとに統計解析すれば、結果として得られた基準値は鉄不足の人の値になってしまいます。

　フェリチンに限らず、多くの検査項目の基準値はこのようにして決定されます。

　実際に体調不良のあるなし、発達障害のあるなしから臨床的に得られた基準では、「最低でも50。できれば100以上が理想的」といわれています。

　つまり、現状のフェリチンの基準値はあま

りにも下限が低すぎます。

発達障害児童のフェリチンは総じて低値

右頁の図は私のクリニックでのフェリチンのデータですが、発達障害のあるお子さんたちは、貧血は皆無でしたが、フェリチンはほとんどが50未満でした。そして、発達障害のない子どものフェリチン値は、総じて2桁後半を示していたのです（資料15）。

このように、鉄の評価一つをとっても、現在の医学的常識は適切とはいえません。これまでとは異なる基準で評価しないと、不調の真の原因を見つけることはできないのです。

「鉄がしっかり使われているか」のチェックも必須

鉄に関しては、単に「蓄え（フェリチン）が十分」というだけでは不十分であり、「鉄がしっかり利用されているかどうか」という視点も大切です。

鉄の利用状況は「ＵＩＢＣ（不飽和鉄結合能）」と「ＴＩＢＣ（総鉄結合能）」という検査項目で評価することができます。

ＵＩＢＣとは、血清鉄と結合していない「トランスフェリン」の値。トランスフェリンは

資料16　鉄とトランスフェリン

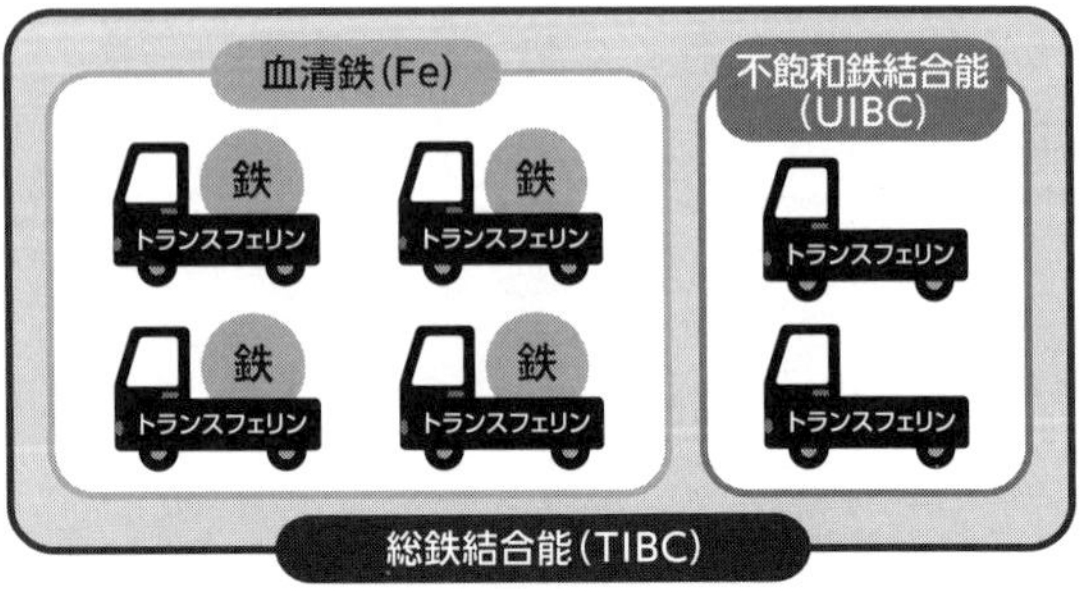

トランスフェリンを**「鉄を運ぶトラック」**に例えると…

トラック全体の台数 ➡ 総鉄結合能

空のトラックの台数 ➡ 不飽和鉄結合能

出所：花房規男「腎性貧血（1）原因と検査」『MediPress』の図をもとに作成

鉄の運搬に関与しているタンパク質の一種で、血液中の鉄と結合しうる能力の指針となります（資料16）。ここでは簡単に、まだ利用できていない鉄の量と考えてください。

高値を示す時は「鉄がうまく使えていないよ」というサインになります。一般に、ＵＩＢＣが２００以下であれば、「鉄利用がうまくいっている」と評価できます。

起立性調節障害をはじめ、発達に問題を抱えた人や体調のすぐれない人の多くは、ＵＩＢＣが高値であることが多いといえます。中には、ＵＩＢＣが４００近い人も散見されます。これは、フェリチンが高くて鉄貯蔵が十分であっても、鉄が利用されていないことを示しています。

一方、TIBCはすべてのトランスフェリンと結合できる鉄の総量のこと。つまり、「TIBC=UIBC+血清鉄」という関係になります。

UIBCとTIBCの関係性については、この資料16の図でイメージをつかんでいただけるでしょう。

TIBCがある程度高いと、UIBCで鉄利用を評価できるのですが、栄養状態が悪いとTIBCも低くなるため、鉄利用の正しい評価には使えません。

UIBCはTIBCの一部のため、TIBCが下がればUIBCも下がります。すなわち、栄養状態があまりに悪いと、TIBCとUIBCの両方が下がってしまうので、UIBCが低ければよい、というものでもありません。複数の項目を横断的に評価しないと、正しい評価はできないということです。

では、鉄利用のよし悪しを決めるものは何でしょうか?

私は、タンパク質摂取量とビタミンB摂取量が一番大きなファクターだろうと思っています。起立性調節障害のある子どもは概してタンパク質不足、ビタミンB不足、鉄不足、その他のミネラル不足を伴っています。鉄やビタミンBは薬やサプリメントで補うことができますが、タンパク質は食事で摂取するしかないため、改善がゆっくりなことが少なくありません。

内服の状況や食事の状況と血液検査の結果を見比べていくと、鉄利用の改善、すなわちUIBCの改善には、タンパク質摂取の増加とビタミンB摂取の改善が大きなカギのようです。タンパク質摂取を増やすには、肉・魚・卵を食べる量を増やすのが基本ですが、プロテインの利用も効果的です。また、プロテインを飲むタイミングは朝が有効です。朝にしっかり高タンパクの食事をとることで、やる気を出すホルモンであるセロトニンがたくさん合成されるからです。

フェリチンやUIBCを計測しなくても、Hb（血色素量）やMCV（平均赤血球容積）、MCH（平均赤血球血色素量）といった基本項目でも、鉄の評価はある程度できます。MCVは赤血球の大きさを示し、MCHは赤血球の赤い色の濃さを示します。

鉄の蓄えが少なかったり、鉄利用のトラブルがあると、MCVやMCHは下がります。鉄不足や鉄利用の障害があると、赤血球は小さくなり、色が薄くなるためです。

しかし、これらの項目も、ビタミンBや葉酸不足の影響で高くなってしまうことがあるため、他の項目を含めた横断的な評価が重要になります。いくらMCVやMCHの数値がよくても、摂取タンパク質が少ない状態では、「鉄だけが豊富にある」とは考えにくいのです。

このように、血液データの解釈は非常に難しいというのが実際です。単純に基準値と比較していても意味がないのですが、多くの医者は基準値との比較しかできません。これは、基準値との比較しかしないような教育しか受けていないことが原因です。

残念ながらこれが悲しい現実です。

亜鉛は細胞の健全な働きに必須の微量元素

当院では、起立性調節障害が疑われるケースでは、体内の亜鉛の状態も調べることにしています。実際に、起立性調節障害がある子どもを調べると、亜鉛不足であることが少なくありません。

鉄と比べると、亜鉛はさほど注目されてこなかった微量元素ですが、昨今、発達障害の診療においては亜鉛欠乏が話題となり、関心が高まってきました。亜鉛は生体内の微量元素で、亜鉛を必要とする酵素は体内に３００種類以上あるといわれ、様々な生理作用に関係しており、特にタンパク質の機能に欠かせない栄養素であることが分かっています。

亜鉛はタンパク質の立体構造において、「zinc finger」と呼ばれる、亜鉛を含む堅く安定した構造を形成できることから、代謝調整機能を持つ「ＤＮＡポリメラーゼ」など、一部の酵素で構造上不可欠な材料にもなっているのです。

このほか、亜鉛は細胞内外において刺激を誘導するシグナル因子「亜鉛シグナル」としても機能しています。亜鉛シグナルは、細胞の増殖や分化、アポトーシス（細胞の自然死）、小胞体ストレス（細胞内の小器官「小胞体」に異常なタンパク質が蓄積した状態）応答の制御といった基本的な恒常性に関わったり、生理的には免疫、神経、成長、骨格、内分泌などに関わっています。

亜鉛を含む食材は、レバーや牡蠣《かき》などの貝類、ナッツなどにも多く含まれますが、どちらかというと小児からは敬遠されがちなものが多いため、子どもは亜鉛不足になりやすいといえます。そのため、亜鉛不足から亜鉛シグナルが破綻してしまうと、多様な生理活動に異常が起こり、様々な疾患・症状を引き起こす要因となります。起立性調節障害も、その一つになりうるというわけです。

トータルコレステロールが低いとストレスに弱くなる!?

当院では、起立性調節障害の栄養評価に「T‐CHO（トータルコレステロール、総コレステロール）」の検査も行なっています。トータルコレステロールは、血液中の脂質である「HDLコレステロール」「LDLコレステロール」「中性脂肪」の総量で、日本脂質栄養学会が示す基準値は２００mg／dl以下です。

「コレステロールは高いとよくない」というのが、一般常識としてあるようですが、これは大きな誤解を生む表現であると私は常々感じています。

もちろん、いわゆる基準値を超えてべらぼうに高いのは問題ですが、基準内であれば、コレステロールは低いよりも高い方が、心身の健康にはよいからです。

コレステロールには様々な働きがありますが、ホルモンを合成する材料となることも重要な働きの一つです。

例えば、人はストレスを受けると「抗ストレスホルモン」を作ってストレスに負けないように準備しますが、抗ストレスホルモンもコレステロールを材料にして合成されます。材料が十分にあれば、十分なホルモンを作ることができますが、材料のコレステロールが少ないと、ストレスに打ち勝つためのホルモン合成が不十分になり、ストレスに負けてしまいます。

実際に、電車への飛び込み自殺をした人を調べたところ、高コレステロール薬を飲んでいてコレステロール値が低めであった人が多かったという研究報告を読んだことがあります(＊8)。

コレステロールをめぐっては、現在、２つの学会で大きく見解が異なります。

日本脂質栄養学会は、「コレステロールが高めの方が長生きする」「コレステロールが高くても多くの場合は薬で下げる必要はない」という意見です。一方、日本動脈硬化学会は「コレステロールが高いと心臓病リスクが上がる」という意見です。

このように、専門家の間でもコレステロールに対する意見が異なっており、まだまだこの議論の決着には時間がかかるのだろうと思います。

コレステロールには先に述べた通り、多くの働きがあることは事実ですから、基準値内で高めがよいのだろうと思います。

そして、起立性調節障害の患者さんは、総じて「T-CHO（トータルコレステロール）」が低めで、基準値以下であることも少なくありません。発達段階において、ホルモンの材料となる脂質が足りないのはマイナスでしかありません。

そのため、低値の患者さんに対しては、「いい脂質を十分に食べましょう」と説明しています。「いい脂質」とは、100頁でもお伝えしたオメガ3系の油などです。また肉や魚を十分に食べることで、脂質も必然的に口に入ることになるでしょう。

日々、多くの患者さんと接していて個人的に感じているのは、コレステロールが低い人よりも高めの人の方が、元気で活発な印象があるということです。基準値内であっても、低いよりは高めの方がよいのだろうと私は考えているので、「油は体に悪い」とか「太るから」とやみくもにさけることなく、肉や魚、オメガ3系の油などのよい脂質はどんどん食事でとってほしいと思います。

オメガ3系脂質は、子どもの発達に対してもポジティブな影響があるといわれています。次項で解説していきます。

発達障害と善玉コレステロールの関連

「善玉コレステロール（HDL-C）」の数値もまた、起立性調節障害の栄養評価をする上で参考にしています。

善玉コレステロールは、血液中で増えすぎたコレステロールや血管壁のコレステロールを回収して肝臓に戻す働きを持っています。そのため、数値が低いと血管の質が悪くなり、動脈硬化を起こしやすくなって、心臓発作や脳卒中のリスクが高まるとされます。このため、一般的に善玉コレステロールは高い方がよいとされているのです。

そして、この善玉コレステロールが発達障害と関係している可能性があると、昨今の研究で示唆されています。イギリスのロンドン大学キングスカレッジの心理学博士、ジェーン・

ペイチェン・チャン氏は２０１９年、科学雑誌『トランスレーショナル・サイキアトリー』に、血液中のＥＰＡ濃度が低い注意欠陥・多動性障害（ＡＤＨＤ）がある子どもにＥＰＡを与えたところ、ＥＰＡの血中濃度が上昇し、ＡＤＨＤの症状に改善が見られたという論文を発表しました（＊６）。

ＤＨＡやＥＰＡといったオメガ３系脂質は、脳や身体にとっての必須脂肪酸で、認知機能や知的機能と関連があります。これらが欠乏することがＡＤＨＤと関連があると考え、研究が行なわれています。これまでの研究報告では、ＡＤＨＤの人はオメガ３系脂質が少ないと報告されています。

さらに、強い喉の渇き、ドライスキン、弱い爪といった必須脂肪酸欠乏症状は、ＡＤＨＤの子どもにしばしば合併します。さらに、ＡＤＨＤは炎症が関連しているという報告もあり、オメガ３系脂質は神経可塑《かそ》性の改善や抗炎症の働きがあるとされています。

当該研究では、ＡＤＨＤのある6～18歳を対象に12週間の期間でランダム化二重盲検試験を行なっています。ＥＰＡ（１・２ｇ／日）と偽薬での対照試験です。

認知機能、ＰＵＦＡ（ポリ不飽和脂肪酸）レベル、高感度ＣＲＰ（炎症の指数）、ＢＤＮＦ（脳由来神経栄養因子）も一緒に計測しています。

その結果、もともとのEPAレベルが低い場合では、EPA投与群では注意力が増加、衝動性が減っています。「以上の結果から、EPAサプリメント摂取は血中EPA濃度が低値のADHD児においてADHD症状を改善することが分かった」「EPAサプリメントはオメガ3脂肪酸欠乏症のADHD児において、従来の薬物療法（メチルフェニデート）と同等の効果があることを示した」と結論づけています。

ここではADHDに対するオメガ3系脂質投与の評価です。しかし同様に、発達段階で頻発する起立性調節障害においても善玉コレステロールが低値であることを考えると、オメガ3系脂質をとって善玉コレステロールの数値を上げることで、何らかのポジティブな影響があるとは十分に期待できるところでしょう。

二次性徴期のダイエットが及ぼす弊害

先に、二次性徴期に質的栄養失調を引き起こす原因の一つとして、ダイエットを挙げました。実際に、最近の報告では、中学生・高校生の女子においては約70〜80%がやせ願望を有し、中学生女子の約35%、高校生女子の約55%が、実際にダイエットの経験があるといいます。

巷にあふれるダイエット方法について調べると、「○○ダイエット」と称する様々な方法があまた存在しています。食事のカロリーに着目したもの、痩せやすいという成分を含んだ特定の食材やサプリに関するもの、糖質量を減らすことに着目したもの、マクロビオティックやビーガンといった特別な食事を行なうもの、断食を取り入れたもの、運動を用いたものなどいくつかに分類できます。

中でも古くからあるメジャーなダイエット方法といえば、カロリー制限でしょう。食べすぎるから太る、食べすぎ＝カロリー過剰という発想から生まれたもので、病院での栄養指導もカロリーを中心に行なわれているのが現状です。

確かにカロリー過剰は肥満を招きやすくなるといえます。また、カロリーという概念は分かりやすく便利なのですが、栄養問題を考える上では誤解を招きます。

3大栄養素や6大栄養素という言葉があるように、食べ物に含まれる栄養は、体内での働きに応じて分類することができます。

例えばタンパク質は、筋肉や骨、血液やホルモンといった体を構成する大事な要素の材料となります。一方で、炭水化物は分解されて糖となり体を動かすエネルギー源となりますが、身体を作る材料にはなりません。

以下に、6大栄養素の働きを示します。

・炭水化物（Carbohydrates）

主なエネルギー源として機能し、身体の活動に必要な糖分を供給します。

・タンパク質（Proteins）

細胞や組織の構造を形成し、修復や成長に関与します。また、酵素、ホルモン、抗体などの生体内分子の構成要素としても重要です。必須アミノ酸（体内で十分な量を合成できないアミノ酸）を含む食品から適切な量のタンパク質を摂取することが重要です。

・脂質（Fats）

エネルギーの貯蔵や細胞保護の役割を果たします。脂質は脂肪酸とグリセリンから構成され、細胞膜の構成要素やホルモンの合成、ビタミンの吸収などにも関与します。

・ビタミン（Vitamins）

微量で必要な有機化合物であり、代謝や免疫系の正常な機能に重要な役割を果たします。ビタミンには様々な種類があり、それぞれが特定の生体機能に関与しています。

・ミネラル（Minerals）

体内の様々な生理機能に関与し、骨の形成、酵素反応の触媒《しょくばい》、神経伝達、液体バランスの維持などに重要です。一部の重要なミネラルにはカルシウム、鉄、亜鉛、マグネシウム、カリウムなどがあります。

・食物繊維（dietary fiber）

消化促進、血糖値の調節、コレステロールの調整、満腹感の促進、腸内環境の改善などの作用があります。

このように、食品には大きく6つに分類される栄養素が含まれており、身体活動を適切に維持するために必要なそれぞれの量が決まっています。

一方、カロリーというのは消化・代謝した時に得られるエネルギーのことで、以下のように栄養素別に決まっています。

・炭水化物：１gあたり約４キロカロリー
・タンパク質：１gあたり約４キロカロリー
・脂質：１gあたり約９キロカロリー

同じ100キロカロリーでも、肉なら約30g、食パンなら1枚に相当します。

しかし、肉と食パンでは構成する栄養素は全く異なります。肉はタンパク質と脂質がそれぞれ20%含まれており、炭水化物はほぼゼロです。一方、食パンの栄養素は、炭水化物60%、タンパク質10%、脂質5%です。

このように、同じ100キロカロリーといっても、食材によってその栄養素は全く異なるのです。カロリー制限の落とし穴は、カロリーを減らすことに注目するあまり、必要な栄養素を十分に得るという視点が欠落してしまうことです。人間の体を健康に維持するためには、必要な栄養素は十分に摂取しなければなりませんが、単にカロリーを減らすという考えでは、摂取すべき体に必要な栄養素まで減らしてしまうことになり、結果的に健康を害します。

タンパク質、脂質、ミネラル、ビタミンは十分に摂取し、健康を維持した状態を保ちつつ、不必要なカロリーを減らすことが大切になってきます。

ダイエットとは体脂肪を減らすことですが、すでに述べた通り、体脂肪は過剰に摂取した糖質を材料にして合成されます。体脂肪の材料は、糖質なのです。

「体に必要な糖質量は1日100g」というのが、現代の科学者のコンセンサスです。正しいダイエットのためには、身体の維持に必要な栄養は十分量とり、過剰になりやすい糖質を減らす方法が最善で、糖質制限ダイエットはこうした科学的な考えに沿った方法です。

二次性徴期にダイエットに関心を持つのは自然なことではありますが、世の中で最も普及している「カロリー制限」という考え方では、残念ながら質的栄養失調に陥り、健康を損ない、その症状の一つとして起立性調節障害を招いてしまいます。

二次性徴期は一生の中で最も豊かな栄養が必要な時期です。不適切なダイエット法により不十分な栄養状態となってしまえば、結果は火を見るより明らかです。タンパク質、脂質、ミネラル、ビタミンを十分に摂取できるような食事を心がけましょう。

思春期に多い「スポーツ貧血」の罠

貧血は二次性徴期に起こりやすく、特に月経のある女児や起立性調節障害患者に顕著に発症すると先にお伝えしました。さらに、負荷の強い運動習慣がある児童生徒においてもそのリスクは高くなります。中高生は部活動などでスポーツに打ち込むことが増えますが、それが貧血のリスクを高めるということは、意外と知られていません。

私がまだ駆け出しの医者だった頃、沖縄の離島にある医療機関で勤務したことがありました。島に一つしかない診療所には、子どもからお年寄りまで様々な年齢の患者さんがやってきます。

そこにある時、中学3年の男子生徒が受診してきました。彼は陸上の長距離選手として、なかなか優秀なタイムを出していたそうですが、大会を前にして調子が悪くなってきたとのことで、私のところへやってきました。走っている時に息が上がって苦しくなる、体が重く感じて、ひどい疲れがとれないというのです。

見た目の体格もよく、一見、とても健康そうな彼の体にいったい何が起こっているのか。私は原因を探ろうとしましたが、離島の診療所であったため、検査するにしても血液検査など基本的なことしかできません。

しかし、そんなごくシンプルな検査で、驚くような結果が出たのです。貧血の指標であるヘモグロビン（Hb）の数値が、8程度しかなかったのです。

医師経験の浅かった当時の私にとって、これはとても大きな驚きでした。スポーツをバリバリやっている元気な男子中学生が、あまり見たことがないほどの重症な貧血だったのです。

実は、長距離陸上選手をはじめとして、長い時間走り回るスポーツ競技のアスリートに、貧血は少なくないのです。研究により差はありますが、エリートスポーツ選手の場合、男性で10～20％ほど。女性の場合は20～50％が鉄欠乏性貧血だと報告されています。

スポーツをしない一般成人男性で数%、女性で10%程度といわれていますから、激しいスポーツをすると貧血になりやすいのは間違いありません。そのため、アスリートの貧血は「スポーツ貧血」と呼ばれています。

プロスポーツ選手やオリンピックに出場するようなレベルの選手であれば、食事管理にも注意が行き届いているはずですが、それでもこの割合です。中高生の選手の場合は、栄養管理が必ずしも十分ではないため、もっと高率で貧血になっているかもしれません。

スポーツ貧血の原因には以下のようなものがあります。

・成長や筋量増大による鉄需要の増加
・汗からの鉄の喪失
・運動による踵《かかと》や足裏での血球破壊の亢進《こうしん》
・消化管、尿路系からの出血
・トレーニングによる疲労とそれに伴う経口摂取量の低下

鉄欠乏性貧血になると、どのような症状が出るのでしょうか?

鉄は赤血球と結合し、ヘモグロビンとして血液の酸素運搬機能を担います。そのため、鉄が不足すると酸素運搬能力が低下してしまいます。すると全身への酸素運搬が不足するため、運動時には体中の細胞が酸素不足に陥ります。

細胞が酸素不足になれば、エネルギーを利用できなくなります。そのため、疲れやすい、動悸、息切れ、立ちくらみをしやすいといったことが起こり、記録やパフォーマンスの低下などにつながってしまうのです。

スポーツ選手の鉄欠乏性貧血の診断は、男性ではヘモグロビン14・0g/dl以下、女性では12・0g/dl以下です。現役スポーツ競技者は2カ月おき、市民ランナーなどのスポーツ愛好家は6カ月おきに血液検査を受けるのが望ましいという意見もあります。

その際には135頁でお伝えした通り、ヘモグロビンに加えてフェリチンもセットで調べてください。

栄養療法におけるプロテイン、サプリの併用とその考え方

当院では、質的栄養失調から起立性調節障害となった患者を対象に栄養療法を行なう時、食事指導とともに、栄養を補う薬剤やサプリメントの使用を勧めています。

栄養療法を支持する人の多くは、「なるべくなら薬は使いたくない」「栄養面の不足は食事で補いたい」という考えを持っていることでしょう。もちろん私もこの考え方に賛同します。しかし、食事だけで本当に補えるものなのかどうかは、冷静に考える必要があります。

栄養療法に関心がある人は、おそらくこれまでも栄養がしっかりとれる食事を意識してきたことでしょう。しかし、実際には、栄養を意識してきたにもかかわらず「質的栄養失調」になってしまうことが少なくありません。

それは、現代人の食生活の変化や野菜の栄養価自体が弱体化していることなど、様々な要因が複合的に影響しています。個々人のビタミン・ミネラルに対する吸収能力が関係していることもあれば、日々の運動強度の違いもあるでしょう。

食品からの摂取が不十分で質的栄養失調となり、そこから起立性調節障害やその他の不調となった場合には、速やかな改善のために栄養を補う薬剤やサプリメントの使用に踏み切るべきだと私は考えています。これらは食品に含まれている成分を抽出し濃縮したものであり、いわゆる薬とは位置づけが異なります。特定の成分だけを補給するものであり、食品の延長線上にあるもの、と割り切って考えた方がよいでしょう。

というのも、今現在、質的栄養失調に陥っている場合には、食事からとれる栄養だけで栄養状態を健全化することは、ほぼ無理といえるためです。

例えば鉄ですが、鉄は体内ではフェリチンというタンパク質の一種として貯蔵されていま す。フェリチンは鉄を多く含む食品を食べることで増加します。

鉄が豊富といわれる牛レバー１００ｇには、鉄が４㎎含まれています。質的栄養失調の場合、１日あたり、鉄を50㎎程度はとってほしいところですが、それを牛レバーで摂取しようとしたら１２５０ｇ食べる必要があります。毎日、１㎏以上の牛レバーをとり続けることは、とても現実的とはいえません。

一方、病院で一般的に処方される鉄剤は、１錠あたり鉄50～１００㎎です。鉄剤なら毎日食後に飲むだけなので、手軽に確実に鉄を摂取し続けることができます。

このように、薬やサプリメントを上手に使うことは非常に効率的といえます。しかも、鉄剤を服用しながら体内の鉄の貯蔵をいったん高めれば、その後はそのレベル維持のために適切な食材を食べるだけでよい状態に持っていけるのです。

鉄剤、亜鉛製剤、ビタミン剤などは、薬とは位置づけが異なります。適切な量を最小限の期間使用することで、栄養の改善が早まり、そのあとはしっかりとした食事だけで改善していける。そう割り切って、使用に踏み切ってください。

適切な量は年齢や体重をはじめ、病勢の強さにより異なりますが、大事なポイントは「必要十分な量を服用すること」です。この必要十分な量を検討する上で、血液検査の結果がとても大切な情報となります。

起立性調節障害改善のためのサプリはどう選ぶか

ミネラルやビタミンを補うサプリメントは、ドラッグストアはもちろん、コンビニでも多種多様なタイプが販売されています。ビタミンAやマグネシウムといった栄養成分を商品名にしているものもあれば、「ウコン」「モリンガ」といった主要成分にした植物名をうたったもの、「肩こりに」といった使用目的をうたったものなど、様々です。

起立性調節障害の改善に使う場合は、足りない栄養素を十分な量とることが最重要であることから、第一選択は栄養成分を商品名に使っている、成分量が十分なものになります。

厚生労働省の資料では、サプリメントは健康食品の一つに分類されています。保健効果や健康効果を期待させる製品の中で、国が制度を創設して表示を許可しているものとして、特別用途食品、特定保健用食品、栄養機能食品の3つがあります。それ以外のものを健康食品と呼び、機能性表示食品、栄養補助食品、健康補助食品、栄養強化食品、栄養調整食品、サプリメントが含まれます。

サプリメントは米国の「Dietary supplement（栄養補助食品）」のように、特定成分が濃縮された錠剤やカプセル形態のものが該当すると考えられていますが、スナック菓子や飲料までサプリメントと呼ばれることもあります。ビタミンやミネラルが基準を満たしていると栄養機能食品と表示されているためです。したがって、国産サプリを購入する時は、「栄養機能食品」と表示されたものが安心安全であるといえるでしょう。

海外製の場合は、国によって基準が異なるため一概にはいえませんが、サプリ大国アメリカの製品であるならば、製造業者は製品の同一性、純度、濃度、組成を確保するために「Good Manufacturing Practices（医薬品の製造管理及び品質管理の基準：GMP）」に従わなければならない規則があり、日本に比べると厳しく管理されているといえます。

品質はもちろんですが、選択する上で最も重要なのは、栄養素の含有量です。先にお伝えした1日の必要量がしっかりとれるタイプのものを選んでください。

さらに、その栄養素を含む化合物の種類も製品によって違いがあります。同じ栄養素であっても、化合物が違うと吸収率が異なることがあるため、効き目にも違いが出ます。

本来、食品から摂取すべき栄養素の中で、特に重要で、かつ不足しているものを補うのがサプリメントの役割です。この意味で、サプリメントは薬ではなく食品という位置づけなのでしょう。市販されているサプリメントの多くは、厚生労働省が示した1日あたりの必要量を基準にして製品設計されています。そのため、必要最小限の量を含んでいるといえます。

しかし、治療目的で使用する場合、この含有量で十分かというと、答えはノーです。

特にビタミンBは、十分量摂取しないと効果が期待できません。健康な人が健康を維持する量と、欠乏により体調不良に陥った人が治療目的で飲む量は違うのです。

そのため、繰り返しになりますが、サプリの選択にあたってはくれぐれも含有量に注目して選ぶようにしてください。

起立性調節障害の栄養療法においては、タンパク質、ビタミンB、鉄、亜鉛の摂取が重要なので、この4つの栄養素別サプリ選びのポイントを次から解説しましょう。

プロテイン（タンパク質）の選び方

タンパク質は、肉・魚・卵・乳製品・大豆といった高タンパク食品を中心にして、プロテインを組み合わせるとよいでしょう。タンパク質は食事からの摂取が基本となりますが、やはり確実に十分量をとるためにはプロテインを利用するのが効率的です。

プロテイン製品は粉末タイプが主流ですが、ドリンクタイプやプロテインバーもあり、好みのもの、とりやすい形状のものを選ぶとよいでしょう。

プロテイン製品のタンパク質は、主に牛乳タンパク由来のものと、大豆タンパク由来のものの2種類に分けられます。牛乳タンパク由来のものは「ホエイタンパク」、大豆タンパク由来のものは「ソイタンパク」と、英語名で記載されていることもあります。

この2つの違いは、動物性タンパクと植物性タンパクとの違いです。タンパク質はアミノ酸の集合体なので、どちらのタンパク質も消化吸収される時はアミノ酸に分解されて吸収されます。つまり、体に入ってしまえば同じアミノ酸ということです。ただし、消化吸収のされやすさには多少の違いがあるかもしれませんし、製品によって違いがあるかもしれません。

一方、タンパク質を構成するアミノ酸の量やバランスは、異なります。このアミノ酸のバランスのことを「アミノ酸スコア」といいます。

一般的に、動物性タンパクはアミノ酸のバランスに優れていて、効率よく体内で利用されます。一方、植物由来のタンパクは特定のアミノ酸が少ないことがあり、動物性タンパクと比較すると利用効率が劣ります。アミノ酸のバランスは植物によって異なりますが、大豆タンパクは植物の中では比較的よい方だといえます。

プロテイン製品によっては、このあたりのバランスを改善しているものもあるため、一概に大豆タンパク由来の製品が劣るというわけではありません。また、プロテイン製品はスポーツの競技別に商品ラインナップが構成されていたり、スポーツではなくてダイエット目的をうたっている製品もあり、選択に迷うこともあるでしょう。

競技別の商品の場合、目的とする競技によって付加されている他の栄養素が異なりますが、タンパク質摂取という大きな目的で考えると、どの製品を選んでもさほど差はないと考えてよいでしょう。むしろ、継続して飲める味であることや、お財布に優しい経済性の方が重要だろうと思います。

私は患者さんたちには「味で選んでください」と説明しています。自分の味覚に合った、コスパのよい商品を選ぶことで、継続しやすくすることが一番大切です。

プロテイン製品はどの商品も、だいたいコップ1杯あたり20g程度のタンパク質を含んでいます。20gのタンパク質というと、肉150g分に相当するため、かなり効率的に摂取できます。

起立性調節障害の場合は、コップ1杯のプロテインを朝食時に飲んでください。「最初からコップ1杯も飲むのは厳しい」という場合は、ひと口から始めればよいでしょう。徐々に量を飲めるようになってきます。

ビタミンBサプリの選び方

ビタミンBは肉・卵・大豆などに多く含まれるのですが、食事からとるだけでは不十分なことが多く、サプリメントが有効です。

医療機関から処方される医薬品にも、ビタミンB製剤はあります。手や足のしびれに対してビタミンBを処方された経験があるという人も少なくないでしょう。

医療機関でよく処方されるビタミンB製剤は「ビタメジン配合カプセルB25」「シグマビタン配合カプセルB25」などです。ビタミンBはあとで述べるように5種類あるのですが、医薬品の配合カプセルにはB1、B6、B12の3種類だけが含まれています。

1種類のビタミンBのみの単剤もあり、ビタミンB2では「フラビタンシロップ」「FADシロップ」「ハイボン細粒」、ビタミンB3では「ニコチン酸アミド散」などです。

現在のところ、5種類のビタミンBがすべて配合された内服薬としてのビタミンB製剤はないため、サプリメントの出番となります。

【ビタミンBの種類】

・ビタミンB1（チアミン）

・ビタミンB2（リボフラビン）

・ビタミンB3（ナイアシン）

・ビタミンB6（ピリドキシン）

・ビタミンB12（コバラミン）

【ビタミンBの仲間】

・ビタミンB5（パントテン酸）

・ビタミンB7（ビオチン）

・ビタミンB9（葉酸）

処方薬より、手軽なアメリカ製サプリがお勧め

このように、医療機関で処方される保険適用のビタミン製剤はあるのですが、実際には簡単に処方されるものではありません。一部の病気を除き、日本では「ビタミン剤で病気を治

す」という考えが一般的ではないため、ビタミン製剤の保険適応は厳しく、一般診療の場でビタミン剤を保険診療として処方することは認められないことが多いといえます。そのため、医師もビタミン製剤を処方しづらいという現状があります。

したがって多くのケースで、ビタミンを補う方法として、市販のサプリメントを案内することになります。

しかし、サプリメントは品質も価格も、はっきりいってピンキリです。医療機関の中には、「ドクターサプリ」といった形で医療機関専売の高額サプリを紹介するところがあります。しかし、それが本当に価格相応かどうかはよく吟味する必要があります。

また、サプリメントは日本では食品扱いのため、農林水産省の管轄です。アメリカでは日本の厚生労働省にあたるＦＤＡ（アメリカ食品医薬品局）の管轄であるため、アメリカ製のサプリの方が品質が高く保たれていると考えてよいでしょう。価格も国内製品よりも安いことが多く、ネットで簡単に購入できることから、私は患者さんたちにはアメリカ製のサプリメントを紹介しています。

ビタミンBサプリの必要量

ビタミンBは水溶性ビタミンに分類され、余分に摂取した分はすべて尿から排泄されます。そのため、水溶性ビタミンでは過剰摂取のトラブルはありません。

一方、ビタミンA、ビタミンD、ビタミンE、ビタミンKは脂溶性ビタミンに分類され、体内に蓄積されるため、過剰摂取は禁物です。

ビタミンBは過剰摂取の心配よりも、むしろ十分量を摂取できているかどうかが重要になってきます。1日量としてはおよそ50㎎が一つの目安です。子どもも大人もビタミンB1が50㎎、その他のビタミンBもこれに準ずる配合量のものを選択すればよいでしょう。

アメリカのビタミンBサプリは「B50」とか「B100」と記載されていることが多く、そう書かれていれば、ビタミンB1が1回摂取あたり50㎎入っていて、「その他のビタミンBもこれに準じて含まれていますよ」という意味です。

この「B50」を毎朝1粒飲むとよいでしょう。ビタミンB不足の強い人は、朝と夜に各1粒ずつとるのがよいのですが、たまに気持ちが高ぶって眠れなくなるという人がいるので、その場合は朝だけがよいでしょう。

また、ビタミンBサプリは空腹の状態で飲むと、胃を刺激して吐き気をもよおすことがしばしばあります。そのため、食後、時間をおかずに飲むことが重要です。

B3は特に重要なため、B3だけ量を多く飲むことをお勧めしています。具体的な量については、次項を参考にしてください。

ナイアシン（ビタミンB3）は副作用に注意

ビタミンB3は「ナイアシン」「ナイアシンアミド」という名前で販売されています。両者の違いは化合物の違いで、効果・効能に差はありません。ナイアシンには純粋なナイアシン（効果が高いがフラッシュ〔後述〕しやすい）、徐放《じょほう》型ナイアシン（フラッシュしにくい）、フラッシュフリーのナイアシン（さらにフラッシュしにくい）の3種類があります。

純粋なナイアシンは、俗に「素《す》のナイアシン」と呼ばれており、効果が最大ですが「ナイアシンフラッシュ」と呼ばれる強い反応が起こります。内服して30分ぐらいすると、全身の皮膚が赤くなってかゆくなるというものです。これは細胞内のヒスタミンが遊離されることで起こる症状で、特に害はありませんが、かゆくなるという不快感が伴います。

このフラッシュが起きにくいようにした製品が「ノンフラッシュ」や「フラッシュフリー」と呼ばれるナイアシンで、こちらは子どもから大人まで誰でも安心して利用できます。

小さな子どもの場合は、これらのフラッシュしにくい製品を選ぶとよいでしょう。

ナイアシンは錠剤やカプセルなどの形状がありますが、小さい子どもの場合はカプセルタイプを選び、カプセルを外して中の粉をヨーグルトやゼリーにかけて食べれば簡単に摂取できます。ただし、ナイアシンアミドの場合、カプセル内の粉は大変苦いため、カプセルを外しての服用はお勧めできません。

ナイアシンは1回250㎎を朝夕の2回、ナイアシンアミドなら1回500〜1000㎎を朝夕の2回摂取してください。先に述べた通り、ビタミンBは余分に摂取しても排泄されるため、飲みすぎを心配せずにしっかり十分な量を飲みましょう。ビタミンBを服用すると尿がレモン色になりますが、余剰分が出てきたサインですので、裏を返せば十分量を服用した証拠でもあります。

日米のビタミンBサプリの比較

ビタミンBのサプリメントは、ドラッグストアに行けば選ぶのに迷うくらい多くの商品であふれています。マルチビタミンと書いてあれば、たいていはビタミンBを含んでいます。

ただし、先に述べた通り選ぶ上で重要なのは、5種類のビタミンBを十分量含んでいるかどうかです。ビタミンB1を50mg、そのほかも同様に含むものがベストですが、概して国産サプリメントは含有量が少ないものが多いといえます。そのため、含有量と値段の安さから、私はこれまでアメリカ製サプリメントを紹介してきました。

ただ、最近はDHCをはじめとする国内メーカーの製品にも、含有量が多くて低価格の商品が発売されるようになってきました。ですから、最近では国内製品のサプリメントを紹介する機会が多くなっています。

参考までに、私が普段、紹介している実際の商品の含有量や価格を、次頁の資料17に示します。

鉄サプリの選び方

鉄のサプリや製剤では、鉄を含む化合物であるヘム鉄、もしくは非ヘム鉄を摂取することになります。

ヘム鉄は赤身肉や魚などに多く含まれ、タンパク質と結合した状態で存在する鉄成分です。118頁で述べた通り、非ヘム鉄に比べて体内での吸収率が高いという特徴があります。ヘム鉄は非ヘム鉄の5〜6倍吸収されやすい（日本人のデータでは、ヘム鉄25％ VS 非ヘム鉄5

資料17　ビタミンBサプリの例

	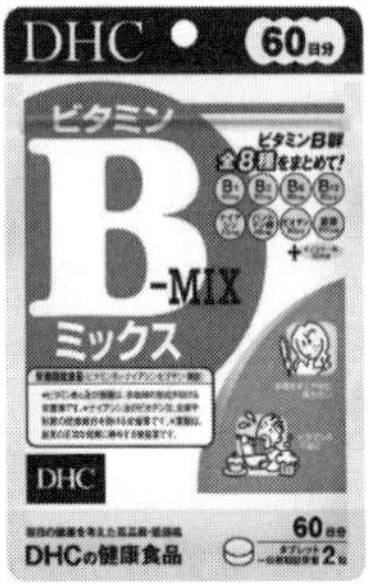	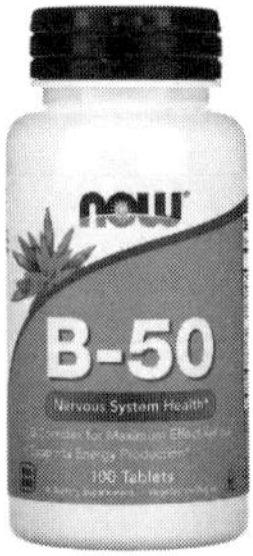
商品名	DHC　ビタミンB-MIX	NOW Foods　B-50
内容量	60日分（毎日2粒）	100日分（毎日1粒）
参考価格	500円	1600円　(※)
B1	40mg	50mg
B2	30mg	50mg
B3	40mg	50mg
B6	30mg	50mg
B12	20μg（=20mcg)	50mcg
葉酸	200μg（=200mcg)	400mcg
ビオチン	50μg（=50mcg)	50mcg
パントテン酸	40mg	50mg
コリン		50mg
PABA		50mg
イノシトール	50㎎	50㎎

（※）アメリカ製品の参考価格はオンラインショップ「iHerb」（https://jp.iherb.com/）を参考にしています。

%）といわれています。非ヘム鉄は、野菜や牛乳、卵などに多く含まれている鉄成分で、ヘム鉄と異なり、タンパク質に結合していない無機鉄のことを指します。

まとめると次の通りです。

ヘム鉄：肉、レバーなどの内臓、魚、一部のサプリメントに含まれる。吸収率がよい。

非ヘム鉄：野菜、卵、貝類、豆類、海藻類、一般的な鉄剤や鉄サプリメントに含まれる。吸収率が悪い。

そもそも鉄は、ミネラルの中でも吸収率が低い成分とされていますが、特に低いのが非ヘム鉄です。非ヘム鉄の吸収率を高めるには、ビタミンCと合わせて摂取するとよいとされていますが、野菜からの鉄はほとんど吸収できないと考えた方がよいでしょう。ほうれん草や小松菜を食べても鉄の補充にはなりにくいのが現実です。

食事から鉄を摂取する上では、動物性食品であるレバーや肉、魚などからヘム鉄をとるのが効率がよいといえます。

しばしば鉄剤の服用で、むかつきなどの症状が出ることがありますが、これは非ヘム鉄の薬やサプリメントの場合に起こります。

というのも、非ヘム鉄（Fe^{3+}、3価）は十二指腸で吸収されるのですが、細胞内に取り込まれる前に3価から2価の鉄に還元され、2価の鉄の状態で細胞に取り込まれます。2価の鉄は反応性が高いため、細胞外にあると、むかつきの原因となるといわれています。

一方、ヘム鉄は2価の鉄ではありますが、有機化合物の一種であるポルフィリンとの複合体の状態のまま十二指腸の細胞内に取り込まれ、細胞内で2価鉄が分離するため、むかつきなどの不快な症状は起こりにくいとされています。

医薬品やサプリメントは製品によって違いはありますが、国内製品のほとんどは非ヘム鉄が使われています。そのため、「鉄サプリを飲んでくださいね」とお伝えすると「ムカムカするから飲めないんです」と苦手意識を持つ患者さんは少なくありません。

しかし、他の製品に変えてみると大丈夫なことがよくあります。化合物が異なれば、むかつきなどの副作用の出方も違うからです。あきらめずに、自分に合った鉄剤を探してみてください。

ちなみに、十二指腸の細胞に取り込まれた鉄は、その後3価の鉄に変わり、トランスフェリンと結合して血清鉄として体内をめぐります。体内で鉄は再利用されるため、原則として増減はありません。消化管の粘膜が剥がれ落ちて減る1~2mgが、日々不足していくだけです。そのため、一度サプリメントで体内にたっぷりと鉄を貯蔵することができれば、あとは食事だけで維持することが可能なのです。

鉄の必要量

鉄欠乏性貧血をはじめとして、鉄欠乏が見られる場合の鉄の摂取量目安は、子どもは1日50mg、大人は100mgが基本となる目安です。就学前の子どもは年齢によって多少減らします。

鉄は医薬品として「フェロミア錠」(1錠50mg)、「フェルムカプセル」(1カプセル100mg)があります。そのほか子ども向けのシロップタイプの「インクレミンシロップ」(10ml中に鉄60mg)や、散剤タイプの「フェロミア顆粒」(一包50mg)もあります。シロップや顆粒は甘くて飲みやすいのですが、後味《あとあじ》がやや鉄臭い印象です。

市販の鉄サプリは、1粒あたり27mgや36mgのものが主流です。大人なら毎日3~4粒くらいが目安となるでしょう。

鉄化合物には、動物由来のヘム鉄と植物由来の非ヘム鉄の2種類のほかに、「キレート鉄」

というものもあります。吸収をよくするために加工が施された鉄のことです。鉄サプリは、吸収に優れたヘム鉄やキレート鉄が配合されたものを選ぶとよいでしょう。

ムカムカしたり、便秘になったりといった副作用がある場合には、フェロミア錠がだめなら、フェルムカプセルかインクレミンシロップ、それでもだめなら、市販のサプリメントを順番に試してみる……といった形で、あきらめずに自分の体に合うタイプを探してみてください。

亜鉛サプリの選び方

亜鉛は牡蠣やレバーに特に多く、一般的には肉や魚に多く、野菜には少ないため、タンパク質不足の際に亜鉛不足も合併しやすいといえます。

亜鉛のサプリメントは、国産なら10～15㎎のものが多く、アメリカ製では25～50㎎が中心です。国が定める必要量は5～10㎎です。

亜鉛の場合は過剰にとりすぎると銅不足を招くため、強い欠乏がない限りは一般的な国産サプリを規定量服用すればよいでしょう。亜鉛不足がある場合には、25㎎程度を目安に服用すればよいと思います。漫然とサプリを続けるのではなく、血液検査を定期的に行なうことで、過不足をチェックすることをお勧めします。

亜鉛は医薬品では「ノベルジン」という処方薬があり、この薬は最近になって亜鉛欠乏症への保険適用が認可されました。しかし、もともと「ウィルソン病」というまれな病気の治療に用いるために作られた薬剤のため、値段が高いという欠点があります。

私は患者が子どもの場合、血液検査で亜鉛欠乏がはっきりした時にはノベルジンを処方しています。子どもの医療費は公費負担のため、親御さんの医療費負担がないためです。

胃潰瘍薬の「プロマックD錠」にも亜鉛が含まれているので、成人の亜鉛不足に対してはプロマックD錠を処方する医師は少なくないだろうと思います。

ノベルジンには1錠あたり25㎎もしくは50㎎、プロマックD錠には16・9㎎の亜鉛が含まれています。

睡眠の改善と栄養の関係――朝食にタンパク質をとる重要性

タンパク質摂取の有無が、睡眠に大きく影響していることはあまり知られていない事実です。夜になってもなかなか眠れない、眠くならないという睡眠にまつわる悩みは、年齢を問わず多く存在していますが、起立性調節障害の患者においても、「眠れない」と訴えてくるケースが少なくありません。

眠れないからと、スマホで動画を見たり、ゲームにはまり込んだりすることで、どんどん泥沼に入ってしまいます。今日の社会において、不眠の原因は一つではありませんが、主だった要因や眠くなることを妨げている要因には、明らかなものがあります。

まず最初に、「なぜ眠くなるのか」を考えてみましょう。

ヒトが眠くなるのは、眠りのホルモン「メラトニン」の作用です。メラトニンが脈拍・体温・血圧などを低下させることで、「睡眠の準備ができた」と体が認識し、スムーズな入眠へと向かわせます。

すなわち、メラトニンには催眠作用があり、概日リズム（24～25時間の周期で起こる精神的・身体的状態の規則的な変化）の調整作用があるのです。メラトニンが増えることで眠りに向かい、メラトニンが減ると目が覚める。そうした仕組みになっています。

このメラトニンが作られる過程は、資料18の通りです。

つまり、その日の朝にタンパク質をとったかどうかが、夜の睡眠の質に影響しているのです。同時に、セロトニンが作られる際には日光に当たることも必要なので、朝食後は屋外に出ることが望ましいといえます。

資料18　朝食が夜の睡眠の質を決める理由

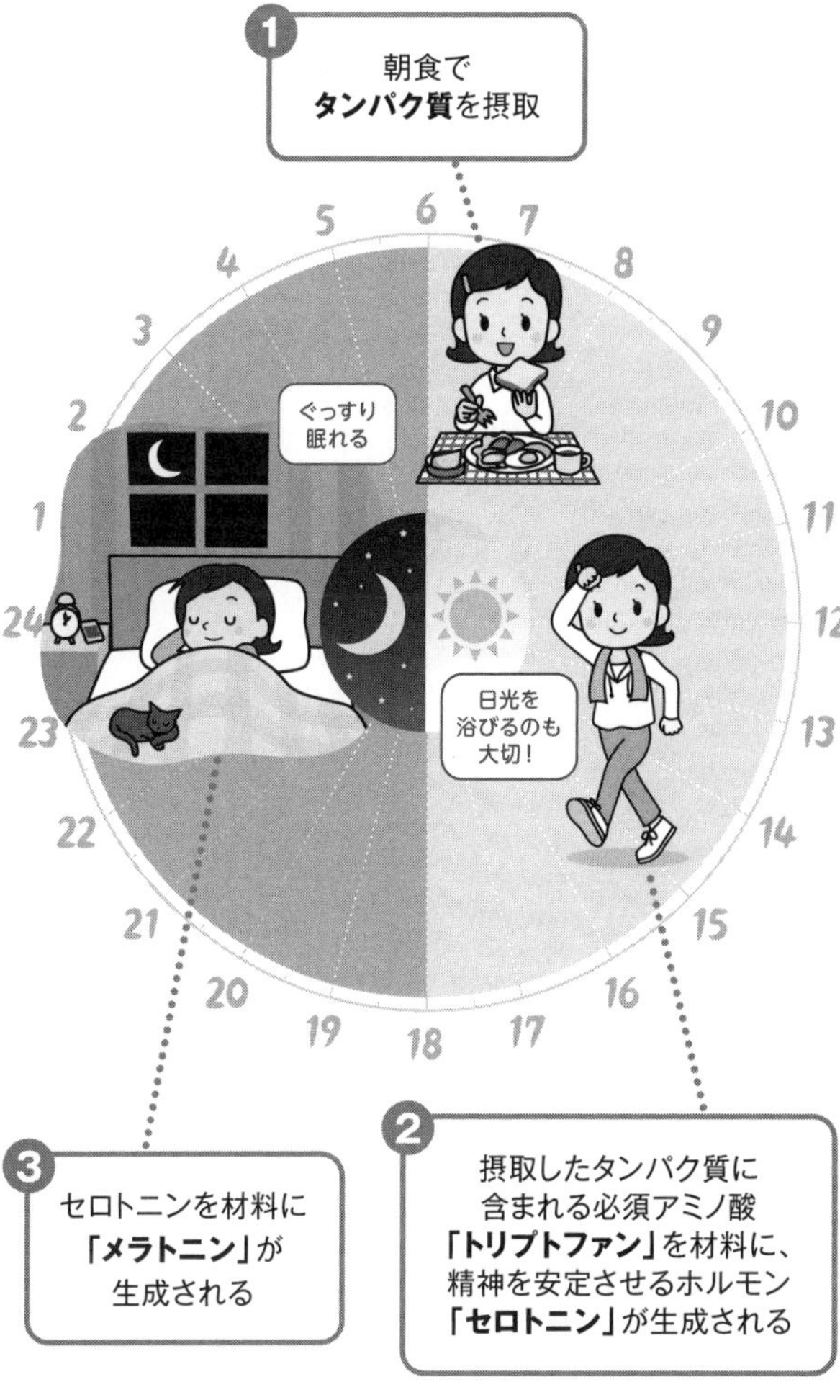
1
朝食で
タンパク質を摂取
5
6
7
4
8
3
9
2
10
1
11
24
12
23
13
22
14
21
15
20
16
19
18
17
ぐっすり
眠れる
日光を
浴びるのも
大切！
2
摂取したタンパク質に
含まれる必須アミノ酸
「トリプトファン」を材料に、
精神を安定させるホルモン
「セロトニン」が生成される
3
セロトニンを材料に
「メラトニン」が
生成される

資料19　朝ごはんのトリプトファン摂取量と寝起きの悪さ（0〜6歳）

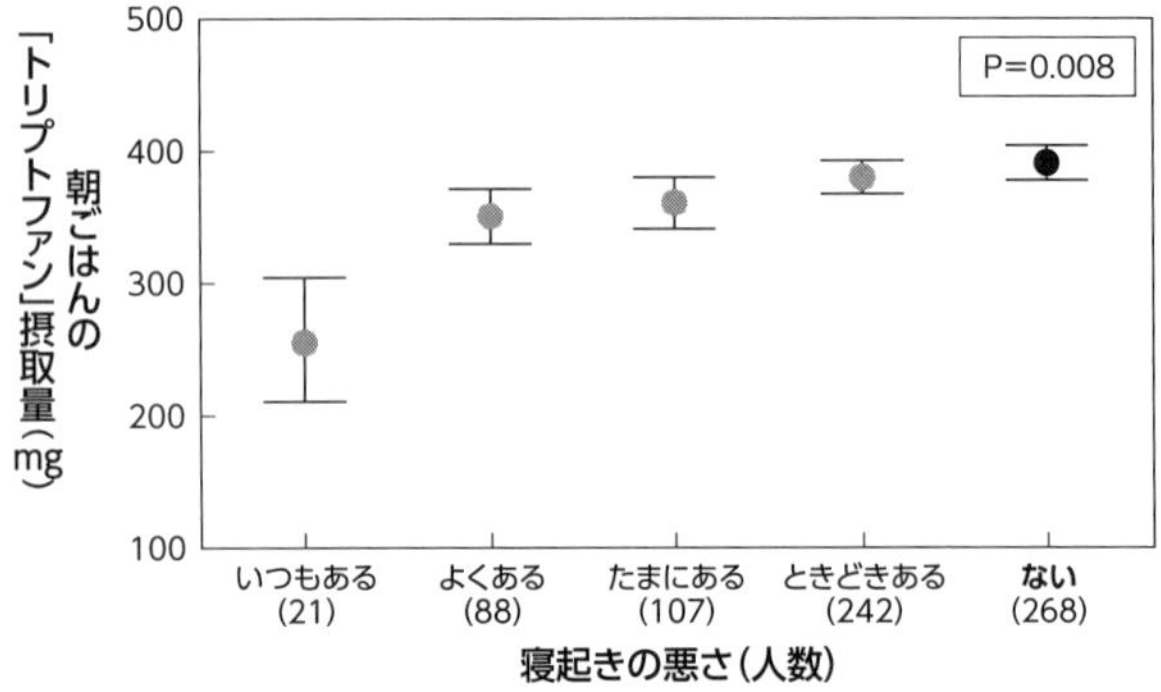

出所：宮崎総一郎著『脳に効く「睡眠学」』角川SSC新書、Tetsuo Harada, et al. Correlation between Breakfast Tryptophan Content and Morningness-Eveningness in Japanese Infants and Students Aged 0-15 yrs. Journal of Physiological Anthropology, 26(2): 201-207, 2007

また、強い日光に当たることでメラトニンの分泌は抑制されるのですが、最近の研究では、液晶パネルから出る光「ブルーライト」が、メラトニン合成を抑制することが分かりました。ブルーライトはスマホやパソコン、モニター画面などから発せられるので、LEDを使ったものを見るとメラトニンが減少することから、眠気が起こりづらくなります。

そのため部屋の照明も、青い光を使うと覚醒作用があるといわれており、蛍光灯の昼白色や昼光色、青白いLED照明は、睡眠の妨げになるといえるでしょう。安らかな眠りのためには部屋の明かりは電球色が望ましいといえます。

それでは、メラトニンが十分に作られるた

資料20　食品のトリプトファン含有量

種類	トリプトファン含有量／100g	平均摂取量	トリプトファン摂取量
卵	180mg	50g	90mg
肉類	205mg	100g	205mg
牛乳	45mg	100g	45mg
野菜	20mg	100g	20mg
炭水化物	105mg	100g	105mg
ジュース	2mg	100g	2mg
納豆	245mg	40g	98mg
海苔	150mg	10g	15mg
魚	215mg	100g	215mg
干物	530mg	10g	53mg
コーヒーなど	30mg	100g	30mg
味噌	125mg	20g	25mg

出所：「機能性食品因子データベース」東京農業大学公衆栄養学研究室HP、2004年

めには、朝食にどれぐらいのトリプトファンをとればよいのでしょうか？

この疑問に対しては、子どもの睡眠をテーマにした研究から「およそ300～400mgのトリプトファンが必要」とはっきりとした答えが出ています（資料19）（＊9）。

この量のトリプトファンをとるためにはさほど変わったことをする必要はなく、一般的な朝食で十分にとることが可能です。アミノ酸の一種であるトリプトファンはタンパク質に含まれていますから、肉、卵、豆、牛乳などを必ず献立に入れておけばよいでしょう。

ごはん1膳に味噌汁、それにソーセージや肉、卵を焼いたおかずや納豆を添える。牛乳を1杯飲む。そんなオーソドックスな朝食ス

タイルで十分合格です。それぞれの食材にどれぐらいのトリプトファンが含まれているかは資料を参考にしてください（資料20）。

時間がないからと、朝食を抜いたり、おにぎりやパンだけで済ませたりといったことがないようにしていきましょう。

「朝は食べられない」の対処法

朝ちゃんと食べてくださいといわれても、「いや〜、朝はおなかが空かなくて……」というケースは少なくありません。起立性調節障害の患者は生活リズムが乱れやすいため、朝が苦手であることがほとんどです。特に、朝から肉や魚、卵などのタンパク質をしっかり食べることは厳しいようです。

そうした時は無理をせず、少しずつ量を増やしていくのが大切です。徐々に増やせば、体が少しずつ慣れてくるので、食べることができるようになります。

また、朝食に限らず、肉などの固形物が食べられなかったり、サプリメントの錠剤やカプセルが飲み込めない……という人もいます。これは体内のタンパク質が足りない時に起こる現象であるため、タンパク質摂取量を徐々に増やしていくと、少しずつ喉を通るようになっていきます。

初めは肉を素材としているものならなんでもＯＫです。ソーセージやハム、ミートボール、ハンバーグ、から揚げなど、好きなもの、口にしやすいものから始めるとよいでしょう。

タンパク質を手軽に増やすためには、これまでにもお伝えした通り、プロテインの活用もよい方法です。少量で効率よくタンパク質を摂取できる上、液状なので食欲のない日の朝食代わりにしやすいでしょう。ココアやバニラ、チョコレート、フルーツ、スポーツドリンク風など、多種多様な味があるので、好みに合った商品を探せるのもメリットです。

それでも、中には「プロテインがどうしても飲めない」という人もいます。その場合は、プロテインバーを活用してみてください。

小児用の入眠障害治療薬も

「どうしても朝起きることができません」というケースでは、メラトニンホルモンを利用する方法があります。

小児の発達障害に伴う入眠障害の治療薬には、国が認可しているものがあり、「メラトベル」という処方薬として使われています。服用後、２時間ほどで眠気が出てくる薬です。まずはメラトニンホルモンを使うことで生活リズムをリセットすることから始めるのもよい方法です。メラトベルを服用する際でも、ブルーライトなどの覚醒作用のあるものを避けることは必要です。

メラトベルは保険適用の医薬品であるため、医師の処方箋が必要です。子どもの睡眠障害がある場合は、病院や診療所で相談してください。

大人の場合にはメラトニンのサプリメントを服用するのがよいでしょう。

眠りの質も大切な問題です。ビタミンＢ３（ナイアシン、ナイアシンアミド）は睡眠の質改善にも効果があります。夜にビタミンＢ３を飲むことでぐっすり眠れるようになったケースもあります。

起立性調節障害の患者さんのみならず、すべての人に有効です。

ミネラル不足食品という落とし穴

ここまで、起立性調節障害の患者は食事を要因としたタンパク質、ビタミンＢ、鉄不足が見られることが多いことを指摘してきました。

栄養素を十分に含む食品を食べることができていないというのが大きな要因ですが、先に少し触れた通り、本来なら十分な栄養素を含んでいるはずの食品に、実は期待される栄養素が含まれていないという背景もあります。

皆さんもご存じの通り、食材にはそれぞれ旬の時期があります。しかし、現代では冷凍や加工の技術が発達したことで、ほとんどの食材が1年を通して入手できるようになりました。

しかしながら、その利便性と引き換えに、本来含んでいるべき栄養素を十分に含んでいない食材が増えてきています。例えば、食品を長期保存するための方法として冷凍技術がありますが、食材を冷凍し解凍するというプロセスを経ると、食材から水分や栄養素が失われてしまいます。

NPO法人「食品と暮らしの安全基金」はかねてより、ミネラル不足食品について警鐘を鳴らしてきました。同法人が発行している機関誌『食品と暮らしの安全』2017年2月特別増大号では「心身を害するミネラル不足食品」というテーマで、一般に販売されている惣菜やお弁当、あるいはファミリーレストランの食品について栄養素を調べています（資料21）（＊10）。

例えば、コンビニ大手3社の幕の内弁当の栄養素を調べてみたところ、一般に推奨されている食事バランスガイドに準拠する食材を利用しているにもかかわらず、カルシウム・マグ

資料21　ミネラル不足食品を特集した雑誌

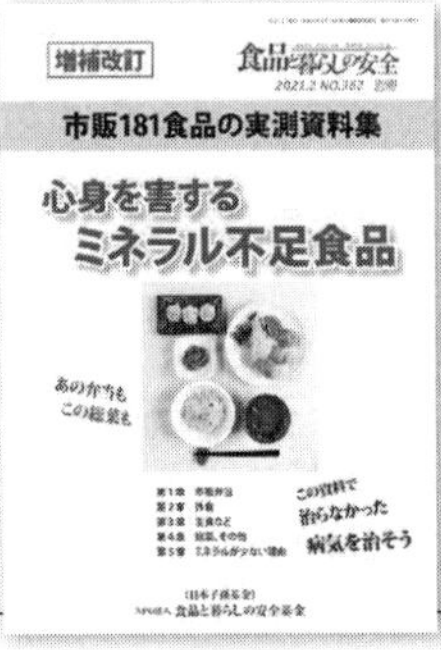
増補改訂
食品と暮らしの安全
市販181食品の実測資料集
心身を害する
ミネラル不足食品
あの弁当も
この総菜も
この資料で
治らなかった
病気を治そう

外食、お弁当などに含有されているミネラル成分の実体を明らかにしている。
市販品ばかり食べていると知らず知らずのうちにミネラル不足となって心身に不調をきたしてしまうことが分かる。

NPO法人「食品と暮らしの安全基金」が
市販の181食品を栄養分析したレポートを掲載した機関紙
『**食品と暮らしの安全**』(2017年2月特別増大号)

ネシウム・鉄・亜鉛・銅といったミネラル類が、1食で期待される量に比べて非常に少ないことが判明しました。一方で、自然食材の利用をうたっている業者のお弁当では、これらの項目がすべて基準を超えていました。

　これはすなわち、食材そのものに含まれる栄養素の問題です。大量生産されているお弁当では、材料の食材は大量生産かつ冷凍保存されたものが多く使われていることがうかがえます。一方で、自然食材を売りにしている業者では、新鮮な食材を利用しているため、期待通りの栄養素を含んでいるのでしょう。

　スーパーやコンビニには実に多くの惣菜が販売されており、その利便性から、自宅で素材から料理することが減ってきているのが現在の実情だと思います。同じ料理を食べていても、自然素材から自宅で料理したものと、大量生産された栄養価の低い素材を利用して作られた惣菜を食べるのとでは、体に入る栄養は全く異なります。栄養価を意識して食品を選んだとしても、その食品に含まれるべき栄養が足りていないのであれば、とても残念な結果になります。

単にメニュー上の栄養を考えるのではなく、本当にその食品に十分な栄養素が含まれているかどうかを吟味しなければならない時代になっているのです。

できあいの惣菜は便利でおいしく、時間の節約にもなりますが、実際に摂取できる栄養のことを考えると、天然の素材から料理することに勝るものはありません。

コンビニ食にも要注意

糖質制限や高タンパクといった考え方が広まってきたため、コンビニでも多種多様な高タンパクを売りとする商品が並ぶようになりました。中でも、健康意識、ダイエット意識の高い消費者に人気が高まったのが、サラダチキンです。鶏のムネ肉を加工したもので「簡単かつヘルシーに高タンパク食品を摂取できる」ということから人気となりました。

しかし、このサラダチキンも製造方法によって栄養価がずいぶん違うようです。野菜の冷凍解凍の方法によっても、ミネラル分の減少に大きな差が出ます。ゆっくり解凍するとミネラルの流出は最小限に抑えられるのですが、業務用の冷凍素材の場合には流水で急速に解凍することが多いため、その結果、ミネラル分の流出が多くなってしまいます。

たまの利用であればよいのですが、毎日、毎食、スーパーやコンビニの惣菜に頼ってばかりいれば、ミネラル不足に陥るのは確実です。

先に紹介した、NPO法人「食品と暮らしの安全基金」の冊子をぜひ手に取って、一度目を通してほしいと思います。

ミネラルの種類とその働きについて

ここまでで、ミネラルがいかに不足しやすい栄養素であるか、理解を深めていただけたことと思います。ひと口にミネラルといっても、国が定めた食事摂取基準では13種類のミネラルが定義されています。そしてそれぞれが、新陳代謝やエネルギー代謝、体の機能を調節するなど、生命活動にとって重要な働きを担っています。

ビタミンの一部は体内で生成されますが、ミネラルは体内で作れないため、食べ物から継続的に摂取する必要があります。そのため不足しやすく、不足すればすぐに体の働きに支障

資料22　5つの多量ミネラルとその特徴

名　前	多く含む食品	特　徴
ナトリウム	食塩、塩分を多く含む食品	体液の浸透圧を調節し、胆汁・膵液・腸液などの材料となる。日本人の食生活では古くから食塩を含む醤油、味噌などの調味料で味付けしてきたため、極端な小食の人以外は不足の心配は少なく、過剰になりがち。過不足にならないよう濃すぎない程度の味付けを意識すれば問題はない。
カリウム	野菜や果物	体液の浸透圧の調節、神経や筋肉の興奮伝導の調節を行なう。多くの食品に含まれるため不足することはほとんどない。血圧を正常に保つ働きが期待される。腎機能が低下している場合は摂取量に注意が必要。
カルシウム	牛乳、乳製品、魚介類、大豆、大豆製品	骨や歯の構成成分、血液凝固や筋収縮などに関与。日本人の食生活では不足する傾向があるので注意が必要。食事の栄養バランスを整えることで、必要なカルシウム量に近づきやすくなる。
マグネシウム	ナッツ類、魚介類、豆類	骨や歯の構成成分であり、酵素反応にも関与する。特定の食品に偏らない一般的な食事をしている場合は不足はまれだが、昨今の低ミネラル食品の影響で不足するケースが増加してきた。
リン	そば、肉類、加工食品、玄米	骨や歯の構成成分、核酸やリン脂質の構成、エネルギー代謝や貯蔵に関与。さまざまな食品に含まれると同時に、ハムやソーセージなどの加工品にも添加されている。一般的な食事をしていれば不足することはほぼない。

名 前	多く含む食品	特 徴
ヨウ素	魚、海藻類	甲状腺ホルモンの構成成分。海藻類に多く含まれ、習慣的に海藻類を食べている日本人の食生活ではヨウ素の摂取量は十分である。しかし海藻類を食べない食事を継続すると、ヨウ素不足につながるため、適度に取り入れることが大切である。
セレン	穀類、肉類、魚介類、卵黄	酵素の構成成分。日本人の食生活では、平均的にセレン不足が起こりにくい。エネルギー産生栄養素バランスが整っていれば、十分に摂取できていると考えてよい。
クロム	肉類、魚介類、大豆製品	糖代謝、脂質代謝の維持に関与。極端な偏りがない食生活であれば、クロムが不足することはまれである。
モリブデン	レバー、牛乳、納豆、豆類、穀類	酵素の構成成分。一般的な食事をしていれば必要な量を満たすことができ、なおかつ過剰摂取になることもない。

資料23　8つの微量ミネラルとその特徴

名前	多く含む食品	特徴
鉄	レバー、 あさり佃煮	ヘモグロビンや酵素の構成成分であり、脳の神経伝達物質の材料でもある。貧血が心配されるが、その前段階で体には様々な不調が生じる。女性は月経による鉄の損失、妊娠や授乳により需要が増す。動物性食品から摂取できるヘム鉄、植物性食品から摂取できる非ヘム鉄があり、ヘム鉄の方が吸収率がよい。非ヘム鉄はビタミンCと一緒に摂取すると吸収率が上がる。起立性調節障害においては特に要注意のミネラル。
亜鉛	肉類、魚介類	酵素の構成成分のほか、タンパク質合成などの生体反応に関与。不足すると味覚障害が起こることもある。幅広い食品に含まれているので不足はまれだが、偏食傾向があれば不足する。起立性調節障害においては要注意のミネラル。
銅	肉類、魚、 甲殻類、 アボカド、 豆類	酵素の構成成分であり、神経伝達物質の産生、鉄代謝などに関与。一般的な食事をしていれば不足や過剰摂取になることはまれである。
マンガン	穀類、 ナッツ類、 納豆、 レンコン	酵素の構成成分。一般的な食生活では不足はまれである。マンガンはトランスフェリンなど、鉄と同様な系で輸送されるため、吸収量は鉄の影響を受け、食事中の鉄含有量と反比例の関係がある。鉄が少ない場合は増加する。

が出てしまうのです。その支障の一つが、起立性調節障害です。

ミネラルは含有量の違いから「多量ミネラル」と「微量ミネラル」の2つに分けられます。多量ミネラルはナトリウム・カリウム・カルシウム・マグネシウム・リンの5つ、微量ミネラルには鉄・亜鉛・銅・マンガン・ヨウ素・セレン・クロム・モリブデンの8つがあります。

各ミネラルの特徴を資料22、資料23にまとめましたので参考にしてください。

腸内細菌叢と起立性調節障害

昨今は、「腸脳相関」という言葉が研究者の間で話題になっています。

文字通り、腸と脳との間にある相関関係ですが、ここ数年、子どもの発達障害の分野でも研究が進んでいます。しかも、腸内細菌叢《そう》が腸脳相関において重要な役割を担っているということが分かってきたのです。

様々な疫学調査の研究から、「栄養摂取状況や医療受診状況の影響で、腸内細菌の構成に何らかの影響がおよび、その結果として、肥満やうつ病などが形成される」という仮説が提唱されるに至っています。

腸内細菌叢の影響を受ける病気と指摘されているものは、うつ病、不安障害、統合失調症、双極性障害、自閉スペクトラム症、注意欠陥・多動性障害、ＰＴＳＤ、強迫性障害、摂食障害、パーキンソン病、アルツハイマー病、多発性硬化症、潰瘍性大腸炎、クローン病、過敏性腸症候群、機能性ディスペプシア、胃食道逆流症、機能性下痢、機能性便秘、ＮＡＳＨ／ＮＡＦＬＤ、肥満、動脈硬化症、２型糖尿病、慢性腎臓病、心臓循環器疾患、１型糖尿病、関節リウマチ、アトピー性皮膚炎、気管支喘息、好酸球性食道炎、セリアック病など、多岐に及びます。

このように、腸内細菌叢の影響は、精神神経系疾患、消化器系疾患、代謝系疾患、自己免疫系疾患など、幅広い疾患と関連があることが分かってきました。

腸内細菌叢というのは、様々な種類の腸内細菌が混在していることを指し、英語では「intestinal bacterial flora（腸内フローラ）」といいます。腸内細菌は総重量１～２kg、およそ１０００種類、数にして１００兆個といわれています。

この腸内細菌の構成と、様々な病気の間の研究が進んでいるのです。

腸内細菌を考える上で重要になるポイントは、多種多様な菌から構成される多様性と、病原性を持つ菌が少ないということです。多様性が低下したり、病原性を持つ菌が増えると、腸管粘膜の炎症が亢進し、その結果、腸管粘膜の透過性が亢進し、腸管粘膜を様々な物質が通過するようになって、いろいろな炎症反応／免疫応答が起こり、病気を引き起こすといわれています。

まだまだ研究途上の分野ではありますが、腸内細菌叢を健全に保つことは、健康を維持する上で重要なことは間違いなさそうです。起立性調節障害においても例外ではなく、これまでとは違った視点からの治療法として、腸内細菌叢にターゲットを当てた対応が必要だと考えます。

私は数年前から、子どもの発達障害に腸内細菌叢へのアプローチを行なっており、起立性調節障害の患者さんにも同様の指導をしています。腸内細菌叢を健全にするための方法は、以下の2点です。

・腸内細菌に援軍を送る
・腸内細菌の餌《えさ》になるような食材を食べる

最近では、様々な研究から「酪酸《らくさん》産生菌」の内服が、腸内細菌叢の健全化に効果的だと分かってきました。酪酸産生菌は、大腸内で食物繊維を分解することで「酪酸」を作ります。

この酪酸が大腸を動かすエネルギーとなり、腸の蠕動《ぜんどう》運動を促して便通をよくし、腸内環境を健全化することに寄与します。

当院では起立性調節障害の患者には、下痢や便秘の有無に関係なく、酪酸産生菌を多く含む整腸剤の「ビオスリー」や「ミヤＢＭ」といった医薬品を処方しています。

また、腸内細菌の餌になる水溶性食物繊維が豊富な海藻類、大麦（お米に混ぜる「押麦」や「もち麦」として販売されています）、オリゴ糖などの水溶性食物繊維も積極的にとるように勧めています。

ひと昔前は、今よりもずっと多く食卓に発酵食品が登場していたと思います。味噌、しょうゆ、漬物、鰹節など、毎日のように口にする食材に、発酵食品は多く存在しました。現在では、食生活の変化、大量生産、製造コスト削減などの理由から、私たちが口にする発酵食品は間違いなく減っています。昔は日常の食事から十分な酪酸産生菌を摂取できていたのだと思います。水溶性食物繊維もしかりです。

栄養の視点から起立性調節障害と現代の食を眺めると、「何を食べるべきなのか」を見直す必要がありそうです。

栄養療法に漢方薬を併用する意義

当院では、栄養療法と併用して、漢方薬を使うこともよくあります。その理由は主に、栄養療法と漢方薬は体に作用する仕組みが同質で、互いの働きを邪魔することなく、改善への相乗効果が狙えるためです。

漢方薬と西洋薬は、効果発現に対する考え方が全く異なります。西洋薬は、ある特定の化学物質の体内での働きに着目して、体の異常を修正するように用います。一方で、漢方薬は複数の生薬を組み合わせることで、体の正常な働きを取り戻すように作用します。漢方薬に含まれる化学物質は多岐にわたるため、西洋薬のように特定の作用機序があるわけではありません。

もう少し具体的に見てみましょう。例えば、発熱時に使用する解熱薬であるアセトアミノフェンという化学物質があります。「カロナール」や「アンヒバ坐剤」「タイレノール」といった商品が、アセトアミノフェンを主成分とした薬として流通しています。

アセトアミノフェンは、中枢神経系の体温調節中枢に直接作用し、「プロスタグランジン」の産生を抑制します。プロスタグランジンは体温上昇を引き起こす物質であり、その産生を抑制することによって、体温を下げる解熱効果があります。

アセトアミノフェンは鎮痛効果のほか、弱いながらも抗炎症効果を持っていることが分かっていますが、作用機序のすべてが明らかになっているわけではありません。はっきりしていることは、先の通り「プロスタグランジンの産生を抑制する」ことで効果を発現しているということです。

次に、漢方薬の代表選手である葛根湯《かっこんとう》を見てみましょう。含まれる生薬は、製薬メーカーであるツムラの「ツムラ葛根湯エキス顆粒」の場合、カッコン、ケイヒ、タイソウ、シャクヤク、マオウ、ショウキョウ、カンゾウの７つです。

生薬のカッコンには、イソフラボンやフラボノイドなどの活性成分が含まれており、解熱や抗炎症効果が期待できます。マオウはエフェドリンを含む植物であり、気管支拡張や血管収縮作用、発汗作用や鎮咳《ちんがい》作用が期待できます。カンゾウには抗炎症作用や鎮痛作用があり、消化器系の調整や免疫調節にも効果が期待できます。

このように、複数の生薬を組み合わせることで、それぞれの有効成分が総力戦で体の不調を改善していくように働くのが漢方の効き方です。

まとめると、明確な一つの薬理効果を期待するのが西洋薬、様々な有効成分の総合的な働きで正常化を狙うのが漢方薬なのです。

したがって、漢方薬にはいろいろな効果・効能があり、同じ漢方薬がいくつもの病気に効果を発揮します。栄養療法は不足した栄養成分を補うことで本来の体の機能を取り戻すという発想に基づく治療法であり、漢方薬の考え方と比較的似ていると私は思います。

西洋薬のように体内の反応系のある一部分を無理やりいじるのではなく、本来体が持っている機能を自然の姿に戻していく、という視点でとらえると、栄養療法と漢方薬の併用は相乗効果が期待できると考えています。

私が子どもの栄養療法で併用することがある漢方薬を、以下に紹介しておきましょう。

【補中益気湯】……医者自身が服用する漢方の中で断トツの人気があると聞いたことがあります。

・気力の増強：体内の気（エネルギー）を補うことで、体力の低下や疲労感を改善し、元気な状態を取り戻すことが期待されます。

・消化器の調整：食欲不振や消化不良、腹部膨満《ぼうまん》感などの症状を緩和し、正常な消化吸収を促進します。

・免疫機能の向上：免疫機能を強化し、風邪や感染症への抵抗力を高める効果が期待さ

・神経の安定：神経のバランスを調整し、神経の緊張を緩和する効果があります。ストレスや不安による神経症状の軽減やリラックス効果が期待されます。

【小建中湯】……小児では「困ったら小建中湯を処方する」といわれるほどよく使われる漢方薬です。

・消化促進効果：胃腸の働きを促進し、消化を助ける効果があります。胃もたれや食欲不振、腹部膨満感などの症状を緩和し、食事の消化吸収を改善します。
・胃腸の調整効果：胃腸の機能を調整し、適度な状態に整える効果があります。胃酸分泌の調節や胃腸の運動を改善し、胃腸の不快感や痛みを軽減します。
・鎮痛効果：一部の成分が鎮痛作用を持っていると考えられています。胃痛や腹痛、消化器系の不快感に対して痛みを和らげる効果が期待されます。
・緊張緩和効果：神経の緊張を和らげることで、ストレスや不安による消化器症状を軽減する効果があります。自律神経のバランスを整え、胃腸の機能を正常化します。

【柴胡加竜骨牡蛎湯《さいこかりゅうこつぼれいとう》】……落ちたメンタルによく効くと感じている漢方薬です。

・肝気の調整：肝気（肝臓の働き）の滞《とどこお》りを調整する効果があります。肝気の滞りはストレスや情緒の乱れによって引き起こされることがあるため、この調整効果で不安感やイライラといった症状を改善します。

・解熱作用：発熱や発汗不足に伴う体温上昇を抑制し、体内の熱を調整します。

・緊張緩和効果：神経の緊張を緩和し、ストレスや不安による症状を軽減します。心身のリラックスを促進し、胸のつかえ感や不眠症などを改善します。

・消化器の調整効果：消化不良、食欲不振、胃もたれなどの症状を緩和し、胃腸の働きを正常化します。

第3章　栄養療法で起立性調節障害が改善した症例

本章では、起立性調節障害の患者に対して栄養療法を実践し、改善した症例を具体的にお伝えしていきます。

【症例1】質的栄養失調から吐き気をもよおしていた小学生Aさん（11歳・女児）

11歳、小学校6年生の時にしばしば吐き気を起こすようになった女児の例です。Aさんは、修学旅行の最中に吐き気が襲ってきたことをきっかけに、当院を受診しました。話を聞いてみると、普段から時々、吐き気をもよおすことがあるとのことでした。

診察では明らかな異常はありませんでしたが、血液検査で栄養チェックを行なってみたところ、タンパク質、脂質はともに不足の状態で、鉄の利用障害もあることが分かりました（資料24）。

食事でとれているタンパク質量を反映するBUNは、通常であれば18くらいはほしいところですが、結果は10と、明らかな低値を示していました。肉・魚・卵の摂取が足りていないことを示しています。

資料24　Aさんの血液検査の経過

	一般的な基準値	6年生		中3		
		11月	2月	6月	10月	2月
BUN (mg/dl)	8.0-22.0	10	9	↓5	↓6	10.6
GOT (U/L)	13-33	24	28	17	21	19
GPT (U/L)	45-107	19	25	16	19	21
T-CHO (mg/dl)	128-219	↓108	↓120	160	146	
HDL-C (mg/dl)	40-96	60	60	47	49	44
TG (mg/dl)	30-149	63	65	↑271	112	174
血清鉄 (μg/dl)	45-167	84	158	125	↑229	↑211
TIBC (μg/dl)	254-394	382	357	↑410	345	331
UIBC (μg/dl)	147-299	298	199	285	↓116	↓120
フェリチン精密 (ng/ml)	5.0-179.0	56	56.3	18.1	89	133
血清亜鉛 (μg/dl)	80-130			105	98	105
HGB (g/dl)	12.00-18.00	14.38	13.91	15.2	14.5	15.2
MCV (fl)	80.0-100.0	91.2	93.8	93.8	94.1	96.1
MCH (pg)	28.0-32.0	30	30.8	30.3	31.9	31.2

また、食事でとれているタンパク質と脂質の量を反映するＴ－ＣＨＯ（トータルコレステロール）も基準以下の１０８でした。トータルコレステロールは基準の上限に近いくらいが理想的ですから、かなり足りていません。

脂質はなるべく抑えるのを理想的とする風潮がありますが、基準内であれば高めの方が健康上は有利といえます。コレステロールは様々なホルモンの材料となるため、コレステロールが十分にあれば、必要な時に十分なホルモンを合成できるためです。先にも述べたように、ストレスを受けた際に分泌される抗ストレスホルモンを作る上でも、ストレスに打ち勝つに十分なホルモンを合成するためには、それなりにコレステロールが高い必要があるのです。

さらにＡさんは鉄にも問題がありました。鉄の利用状況を示すＵＩＢＣの理想は２００以下ですが、Ａさんは２９８と非常に高い数値を示したのです。これは、体内で鉄がうまく使われていないことを示すサインです。

Ａさんはタンパク質不足があったため、ビタミンＢ不足である可能性も非常に高かったといえます。タンパク質が豊富な食材は、ビタミンＢも豊富に含んでいるからです。そのため、この鉄利用障害は、タンパク質不足とビタミンＢ不足からきていることも考えられました。

これもすでに述べましたが、鉄を体内で利用するためには、トランスフェリンというタンパク質の一種と結合させることが必須となります。タンパク質と結合することで、体内で運搬され、様々な場所の細胞への取り込みが可能になるのです。

また、鉄が利用されるということは、鉄が細胞内を出入りしたり、様々な化学反応をすることであり、当然のことながらそのためのエネルギーが必要です。タンパク質やビタミンBはそのエネルギーとしても、欠かせない存在といえるのです。

Aさんの栄養療法

吐き気に関しては、まず医療用漢方製剤の「五苓散《ごれいさん》」を数日間、服用することを指導しました。五苓散は嘔吐や下痢、むくみなどに広く使われている漢方薬です。

同時に高タンパク高脂質の食事について説明し、改善を指導しました。ビタミンB不足も合併していることが推測されたため、ビタミンBのサプリメントも併せて紹介しました。

また、赤血球の大きさを示すＭＣＶの値は91・2と、ＨＧＢ（ヘモグロビン）値14・３８と比較して高すぎる値であることが見受けられました。ＭＣＶは、葉酸やビタミンBが不足すると値が高くなることがあります。その改善のためにも、ビタミンBサプリメントが役立つと判断しました。

一方、フェリチンが56とまずまず高いのは、鉄を利用できていないために、貯蔵している鉄が減りにくいからだと思われました。鉄の利用が改善すれば、フェリチンは下がっていくことが予想されます。そのため、不足しないように鉄の補充も必要でした。

Aさんは高タンパク高脂質の食事、ビタミンBサプリ（B50を1粒、ナイアシンアミドを朝夕各1粒）、鉄剤シロップ、整腸剤「ミヤBM錠」で治療をスタートし、月に1回、受診してもらうかたちでフォローを続けることにしました。

果たして、2カ月後には吐き気や頭痛などのおなかの症状はほぼなくなりました。3カ月経った段階で再チェックしたところ、タンパク質量はまだ改善がないものの、コレステロールは上昇傾向を示し、鉄利用の指標であるUIBCは改善していました。症状は改善していたため、ひき続き高タンパク高脂質食を続けることにして、いったん診察終了としました。

再受診

ところが、それから約2年半が経過した中学3年生の6月に、Aさんは再び受診してきました。頭痛が頻繁にあり、下痢と便秘を繰り返しているとのことでした。表情に活気がなく、目の下にはクマができていました。日常生活は何とか過ごせているものの、朝がつらくて登校もままならない状態とのことでした。友達関係の悩みもきっかけの一つだったようです。

先に受診した病院では起立性調節障害といわれ、ゆっくり休養するように指導されたようです。

食事量がだいぶ減っているとのことで、血液検査による栄養評価を行ないました。その結果、BUNは5と、重症のタンパク質不足であることが分かりました。T－CHO（トータルコレステロール）は160と、以前よりは高くなっていましたが、善玉コレステロールと呼ばれるHDLは47と低値です。オメガ3などのいい油の摂取が不足していることが推測されました。

オメガ3はこれまでにもお伝えした通り、DHAやEPAといったよい油のグループで、サバやサンマなどの青魚や、青じその油であるえごま油などに多く含まれます。DHAは脳の発達にも大切だといわれ、赤ちゃんの粉ミルクにはDHAが添加されています。

魚を食べないなどの食事の偏りがあると、オメガ3は不足しやすくなります。実際に、中性脂肪を示すTG（中性脂肪）の値は271と非常に高く、食事が炭水化物（糖質）中心に変化してしまっていることは明らかでした。

話を聞くと、糖質の多い炭酸飲料を多く飲んでいたそうです。TGは食事中の糖質量やアルコール量を反映するため、ＴＧが高値ということは糖質まみれの食生活になってしまっていたことを示します。

糖質の必要量は意外と低く、一般的な食事をしていても必要量の3倍は摂取しているという報告もあります。過剰な糖質摂取はイライラやだるさ、強い眠気、体重増加をもたらします。Ａさんの活気のない様子からも、そのことがうかがえました。

さらに、鉄の蓄えを示すフェリチンは18・１と、かなり少なくなっていました。鉄の利用状況を示すＵＩＢＣは２８５と、またしても高値になっていました。鉄が足りていない上、うまく利用もできていないことが推測されました。

鉄は脳の神経伝達物質の材料ですから、ＵＩＢＣが高い、すなわち鉄が利用できていないということは、脳がフル回転していないことを意味します。再び、食事からのタンパク質不足とビタミンＢ不足で鉄利用障害が起こっている状態でした。目の下のクマはタンパク質不足と鉄不足の表れでしょう。

Ａさんの2回目の栄養療法

タンパク質不足がかなり強かったため、鉄剤「フェロミア」や酪酸菌を多く含む整腸剤

「ビオスリー」に加えて、アミノ酸製剤「ESポリタミン」を処方しました。タンパク質不足は、肉・魚・卵を十分に食べることが一番なのですが、なかなかすぐには十分な量を食べることはできません。一度にたくさんのタンパク質を食べようとすると、かえってムカムカしてつらくなってしまうケースはとても多いのです。

そんな時はプロテインの併用もよい方法ですが、それも少量からスタートするのがよいでしょう。

１カ月後の再診では、頭痛はかなり改善していました。しかし、朝の不調は続いていて、学校にはあまり行けていない様子でした。ひとまず、そのまま同じ栄養療法を続けてもらうように指導しました。

２カ月後には少しずつ元気になってきたようで、学校には毎日ではなくても登校できるようになっていました。しかし、まだ午前中はフラフラすることがあり、また、朝食は少ししか食べられず、プロテインを飲むのが精一杯とのことでした。

３カ月後には別室登校ではありますが、毎日登校できるようになってきていました。活気のなかった表情もだいぶ明るくなって、時折笑顔も見られるようになりました。

４カ月後に栄養状態を再チェックしたところ、貯蔵鉄の指標であるフェリチンが、18・1

から89に上がり、かなり改善していました。ＵＩＢＣも２８５から１１６へと大きく改善していています。鉄が十分に貯蔵できており、利用状況もよくなっていることが分かりました。

年明けに受験を控えていたため、メンタル面のチェックも兼ねて心理士さんのカウンセリングを行ないました。心理士の面談で分かったことは、もともと成績優秀で生徒会活動なども積極的にやっていたようですが、朝の体調が悪くなって登校できなくなったり、生徒会活動ができなくなったことを非常に残念に感じているようでした。

高校受験を控えた12月には「ＷＩＳＣ－Ⅳ」という発達検査を受けてもらいましたが、やはり頭脳明晰でしっかり脳が働いていることが分かりました。その後も2度ほど心理士面談を重ね、３月には中学を無事卒業、高校も第一志望の高校に首尾よく合格することができました。

入試を控えた2月に行なった血液検査では、タンパク量を示す数値はまだ不十分でしたが、鉄の利用状況もよく、フェリチンも１３３と、目標としていた１００を超えていました。

高タンパク高脂質食を意識し、ビタミンＢや鉄を十分に補給することで、本来のＡさんの実力を取り戻し、見事志望校合格を勝ち取ったのです。まだ栄養上の課題は不完全ですが、この調子で高校生生活を乗り切ってほしいものです。

【症例2】貧血がきっかけで起立性調節障害になったBさん（15歳・女子生徒）

中学2年生のBさんは、朝の調子が悪く、倦怠感などの症状があったことから、6月に他院を受診、貧血の診断を受けて鉄剤を処方されていた女子生徒です。その後9月に、新型コロナのワクチンを接種したのですが、直後から発熱が続き、倦怠感がさらに増加したとのことでした。同月に再度貧血の再検査を受けたところ、フェリチンは10と非常に低値なままだったとのことで、9月末に栄養相談のために当院を受診してきました。

持参してきた前医の血液検査の結果を診たところ、タンパク質不足、ビタミンB不足、オメガ3系脂質不足、鉄不足が明らかでした（資料25）。そこで、高タンパク高脂質食を指導しました。同時に炭水化物は控え、含有量の十分なビタミンBサプリを服用するように指導しました。

10月上旬にはまた別の病院を受診し、新起立試験を受けたところ、起立後の低血圧が認められ、起立性調節障害（サブタイプは起立直後性低血圧）との診断がされたそうでした。そこで血圧を上げる薬を勧められ、内服を始めましたが、さらに調子が悪くなってしまったのです。

その数日後に、当院を再度受診。もう一度「質的栄養失調が不調の主たる原因である可能性が高い」という私の説明を聞いた母親とBさんは、栄養療法を続けることを選択しました。

Bさんの栄養療法

高タンパク高脂質食にして、炭水化物をできるだけ減らすこと、食べることが難しい時はプロテインをプラスする方法もあることを説明しました。加えて、ビタミンB製剤を処方。また、Bさんの倦怠感が強かったことから、漢方製剤の「補中益気湯」（7・5g）もそこに加えました。補中益気湯は体力を補い、胃腸の働きをサポートする効果がある漢方薬です。ちなみに前にも書きましたが、医者自身が服用する漢方薬の中で、補中益気湯がナンバー1だと聞いたことがあります。

朝食時にプロテインを飲んだり、時にはオートミールを食べたりと、何かしら口にすることを実践。登校は何とかできていましたが、2〜3時間が限界で、主に保健室で過ごしていたそうです。

初診の数日後、一度激しい嘔吐と下痢があり、フォロー先の病院を救急受診し、点滴を受けたことがありました。近医から処方されていた鉄剤は1日50㎎のものだったため、当院で

資料25　Bさんの血液検査の経過

	一般的な基準値	中2				中3		
		9月	10月	10月	1月	6月	10月	3月
BUN (mg/dl)	8.0-22.0	7	14.1	14.4	13	13	11	16.6
GOT (U/L)	13-33	14	17	16	16	16	20	17
GPT (U/L)	45-107	8	11	11	21	20	19	13
T-CHO (mg/dl)	128-219	208	−		234	216	211	
HDL-C (mg/dl)	40-96	53	−	62	89	88	75	77
TG (mg/dl)	30-149	63	−	68	113	82	52	69
血清鉄 (μg/dl)	45-167	43	92	59	202	132	81	55
TIBC (μg/dl)	254-394	351	317	276	275	256	258	270
UIBC (μg/dl)	147-299	−	225	217	73	124	177	215
フェリチン精密 (ng/ml)	5.0-179.0	10	40	37.9	44.5	44.9	53.9	55.1
血清亜鉛 (μg/dl)	80-130	−	−	70	64	65	80	
HGB (g/dl)	12.00-18.00	−	13.6	13.4	14.9	14.3	15	14.2
MCV (fl)	80.0-100.0	−	80.9	86.2	89	90	89.1	91.3
MCH (pg)	28.0-32.0	−	26.8	27.2	30	29	31.7	30.1
検査した場所		Aクリニック	B病院	当院	当院	当院	当院	当院

鉄剤の「フェロミア50㎎」を1日2錠で処方し、1日あたり100㎎に増量することにしました。

加えて、下痢症状があったことから、腸内環境の改善も必要と判断し、酪酸菌を多く含む整腸剤「ビオスリー」（1日4錠）も開始しました。補中益気湯はそのまま継続しました。

10月末の再診時に、当院で初めて採血による評価を行ないました。血液検査の結果は、タンパク質の目安となるBUNは9月に7㎎／dlだったのが14・4㎎／dlに上がっていて、やや改善傾向が見られましたが、ビタミンBの目安となるGOTとGPTの数値からは、不足が続いていることが見て取れました。

また、鉄も改善傾向にありましたが、この時点で血清亜鉛の数値が低値であることから、亜鉛不足も見つかりました。そのため、亜鉛製剤「ノベルジン錠25㎎」（1日1錠）の内服を開始。亜鉛は牡蠣やレバーに多く含まれますが、子どもはこれらの食材を苦手とする場合が少なくなく、その場合には内服が大切になってきます。

その後は、だるさはありつつも、何とか保健室登校はできている状態になりました。しかし、12月下旬から1月にかけて寒くなってくると、生理不順と多めの経血などの不調が出てきました。「プロテインを飲むことが難しくなってきた」とも話していたので、もう一度血液検査を実施することにしました。その結果、やはりBUNが低下してはいましたが、鉄については、フェリチンの量と利用状態は改善傾向が見られました。

精神不安は心理士とスクールカウンセラーの連携サポートで乗り切る

2月中旬の受診時には、体調は比較的よくなってはいましたが、メンタル面の不安定さが目立っていました。気持ちの落ち込みが強いことが多く、涙もろくなっているということだったので、補中益気湯から、「加味帰脾湯《かみきひとう》」に変更することにしました。加味帰脾湯は、貧血の改善とともに、精神を安定させる効果が期待できる漢方薬です。

3月中旬の再診時にも落ち込みが続いていたため、メンタル面のサポートが必要と判断し、同月末に心理士の面談を行ないました。心理士の面談によれば、小学校の時はバドミントンや児童会活動に打ち込むなど活発に活動していたが、中学2年の夏から急に調子を崩したことで、いつも頭がすっきりとせず、活気を失ってしまったとのこと。将来に目標を持つこともできないでいるという話でした。以前のようには集中力が続かず、テストでのミスも多くなっていると話していましたが、それでも以前から好成績だったので、もともと優秀な生徒だったのだと思います。

相談できる相手を増やすことが肝要と考え、学校のスクールカウンセラーと連携することにしました。お母さんから予約を入れてもらい、今後、共にBさんをサポートしてもらうことをお願いしました。

食後の心身の不良から血糖検査を実施

4月に中3になり、立ちくらみはありながらも、毎日登校し、部活に参加できるまで回復しました。しかし、気になったのが「毎食後に気分不良がある」という点でした。

私は食後に起こる血糖値の急降下によって起こる「機能性低血糖症」の疑いがあると考え、24時間、センサーを装着して血糖値を計測する「持続血糖測定」を行なうことを提案しました。機能性低血糖が起こると、不安感や気分の落ち込みといった精神不安が起こることがあるためです。

また、この頃はプロテインも飲めるようになっていましたが、血液検査で栄養評価と甲状腺の検査もすることにしました。また同時に、漢方薬を精神不安や不眠を改善する「柴胡加竜骨牡蛎湯」に変更。フェロミア、ノベルジン、ビオスリーはこれまで通り継続してもらいました。

後日分かった血糖検査の結果は、食後血糖値がやや高め、明け方を中心に低血糖状態が見られ、血糖変動が比較的大きい状態にありました。そのため、炭水化物の摂取を少なくすることを指導しました。

その後も同じ処方を継続しましたが、8月下旬頃から診察時の表情が明るく変化してきたので、漢方薬を補中益気湯に戻しました。秋にはビタミンB、鉄、亜鉛の数字がそろって改善し、修学旅行にも問題なく参加することができました。「楽しかった」と、診察室で久しぶりの笑顔を見せてくれました。

冬になるとまた生理痛が強くなってきたため、漢方薬を婦人科に効果のある「当帰芍薬散《とうきしゃくやくさん》」に変更。この頃は生理痛以外の体調不良もなく、毎日通学できるまで回復しました。タンパク質の数値もこれまでで一番良好な16・6になりました。

そして、3月には第一希望の進学校に無事に合格することができました。

「質的栄養失調＋新型コロナワクチン」でダメージ

Bさんは貧血をきっかけに起立性調節障害となり、かなり苦労したケースです。最初は複数の医療機関を受診していましたが、当院の栄養療法を信じて通院を続けてくれた結果、毎日登校できるまで回復し、志望校合格という最高の結果に至りました。

血液検査の結果を振り返ってみると、タンパク質、ビタミンB、鉄、亜鉛と、発達に重要な栄養素がすべて不足していたため、新型コロナワクチンによる免疫系への影響が強く出たのではないかと思われます。

小学生時代は頭もよくて運動もできた子が、思春期になって急に不調に陥る——起立性調節障害の典型的なケースだったのではないかと思います。心理士やスクールカウンセラーとのつながりも、心理的なサポートという観点で大変重要だったのだと思います。

最初の頃はうつむいて全く活気のなかった患者さんが、最後は笑顔で合格報告をしてくれた、とても印象的な事例でした。

【症例3】同じ食生活から、そろって「初潮をきっかけにキレる」ようになったCさん・Dさん姉妹（小学5年生＋小学3年生・女児）

初潮を迎えた頃から朝起きが苦手となり、キレやすくなった姉妹のケースです。

Cさんは、小学校2年生の時に当院を受診したことがありました。毎日登校できてはいるが、夜更かし気味で朝が苦手とのこと。強いかんしゃくもありました。当時の血液検査の結果、軽度のビタミンB不足と鉄不足、鉄利用低下が見られました（資料26）。

Cさんの栄養療法

高タンパク食とビタミンBサプリ、鉄剤「インクレミンシロップ」を始めたところ、みるみるよくなり、1カ月後にはスムーズに起床できるようになりました。同時にかんしゃくもなくなって勉強もよくできるようになったということで、それ以降はフォロー外来には来なくなっていました。

ところが、約3年後の5年生の1月、「朝起きが苦手になってきた」とのことで再受診してきたのです。高学年になって児童会にも入り、活動的な日々を送っていたのですが、徐々に朝起きが苦手となり、キレやすくなってきたとのこと。以前のように調子よく登校できないことでイライラしている様子でした。

きっかけとして考えられたのは、5年生の夏に初潮を迎えたことでした。

栄養評価では、3年前に比べて明らかなタンパク質不足、そして、鉄不足も進行していました。今回は特に、タンパク質不足が一番の原因と見てとれました。

そこで、前回同様に高タンパク食を意識してもらい、ビタミンBや鉄剤を再開することにしました。ところが、今回はビタミンBの服用を本人が嫌がったため、代わりに豚肉などビタミンBを多く含む食品をたくさん食べるように努力したそうです。

入れ替わりに妹が朝起きられなくなり、かんしゃくが爆発

前回同様、2カ月ほどで朝はすっきり起床できるように改善し、無事に春休みを迎えることができて、私もお母さんもホッとしていたのですが……なんと今度は、3年生の妹さんであるDさんが、同じ症状で受診してきたのです。

もともとDさんは、家族で一番の早起きだったのですが、3年生の2月頃から朝起きることが苦手になり、かんしゃくが強くなったとのことです。

栄養評価をしてみたところ、姉よりも重症のタンパク質不足、鉄不足が確認できました。

家族は同じ食事内容になりやすいため、姉妹そろってタンパク質不足、鉄不足に陥ったということです。聞けば、お母さんにも、もともと貧血があったようです。貧血の母が作る食事は、やはり鉄不足になりやすくなります。母が貧血なのは、鉄の少ない食事を食べてきたか

資料26　CさんとDさんの血液検査の経過

		一般的な基準値	Cさん（姉）		Dさん（妹）
			小2	小5	小3
			11月	1月	3月
BUN	(mg/dl)	8.0-22.0	17	11.8	9.1
GOT	(U/L)	13-33	20	15	24
GPT	(U/L)	45-107	14	12	17
T-CHO	(mg/dl)	128-219	–	–	–
HDL-C	(mg/dl)	40-96	60	57	58
TG	(mg/dl)	30-149	104	70	103
血清鉄	(μg/dl)	45-167	51	64	59
TIBC	(μg/dl)	254-394	296	299	299
UIBC	(μg/dl)	147-299	245	235	240
フェリチン精密	(ng/ml)	5.0-179.0	31.4	20.3	13.9
血清亜鉛	(μg/dl)	80-130	–	74	111
HGB	(g/dl)	12.00-18.00	12.2	12.3	11.2
MCV	(fl)	80.0-100.0	79.1	81.2	79.8
MCH	(pg)	28.0-32.0	25.7	25.4	24.8

らです。貧血の母親のもとで、子どもも貧血になってしまう……というケースはとても多くあります。

血液検査の結果から、姉妹の栄養状態を見てみましょう。

◆タンパク質

タンパク質指標となるBUNを見比べてみましょう。BUNは18〜20あたりが目標値となるため、姉のCさんの2年生の時の値は17と、まずまず良好です。ところが、調子が悪くなった5年生では11・8に低下しており、タンパク質摂取不足が明らかになっています。

一方、妹のDさんのBUNは3年生の時点で9・1と、非常に低い値を示し、姉よりも重症の栄養失調の状態であることが分かります。

BUNは通常は腎機能や脱水傾向を調べるための指標で、一般的な基準値は幅が広いのですが、栄養の視点からは基準が異なります。

◆ビタミンB

ビタミンBの目安となるGOTとGPTは、「20以上」であることと「GOT≒GPT」

であることを目標とします。Cさんが2年生の時はGPTが14とやや低く、調子が悪くなった5年生の時はどちらも値が低くなっています。すでに述べた通り、タンパク質不足とビタミンB不足はたいてい一緒に起こります。

妹のDさんは、BUNが姉のCさんより低値であったため、タンパク質不足は姉よりも強いと考えられました。そこから、ビタミンBも同様に低いと推定されましたが、GOTやGPTは姉よりも高めでした。この数値だけを見ると、ビタミンB不足は一見、軽いようにも思われます。しかし、「タンパク質摂取が少ないのにビタミンBだけ充足している」ということは考えにくいため、私はビタミンBも不足していると考えて対処すべきだと考えました。

検査数値の読み方は、基準との単なる対比ではなく、横断的に考えて合理的な説明がつくように解釈することが大切だと考えます。

ビタミンBは細胞がエネルギーを使う際に必要なため、不足していると細胞はエネルギー不足に陥ります。全身の細胞のエネルギー不足ですので、身体的にも頭脳・メンタル面でも、その人本来の能力を発揮することができなくなります。疲れやすかったり、頭痛や腹痛、腰痛といった痛みとして現れることがありますし、集中力が落ちることにもなります。

そのため、姉妹はそろって朝起きて学校へ行くエネルギーを失い、かんしゃくを起こすことになったと推測できます。

◆脂質

ＨＤＬ-Ｃは、俗称「善玉コレステロール」といわれ、オメガ３系脂質を多く摂取することで高くなります。オメガ３系脂質は人間の脳や神経組織の発育を促進し、その機能を高めることから、記憶力のアップにつながるなど「頭がよくなる」といわれています。

ですから、発達段階の子どもの場合には、70～80くらいは欲しいところです。ところが、姉妹の数値を見ると、Ｃさんは２年生で60、５年生で57。Ｄさんは３年生で58と、やや低値を示しています。ＨＤＬ-Ｃの不足は、朝起きやかんしゃくと直接の関係はないと思いますが、海外の研究では注意欠陥・多動性障害（ＡＤＨＤ）への治療効果が報告されているため、やはり十分量をとりたいところです。ＤＨＡやＥＰＡはサバやサンマなどの青魚、豚肉や卵に多く含まれています。

◆炭水化物

ＴＧ（中性脂肪）が、炭水化物摂取量の目安になります。とりすぎると数値が高くなりますが、当院で推奨する目標値は2桁以内。炭水化物（糖質）摂取が多くなると、眠くなったり、逆にイライラしたりします。

Cさんは2年生の時は3桁とやや高値でしたが、5年生で70と目標値内に。一方、Dさんは3桁を超えていたため、摂取を控えてもらうよう指導しました。ごはんやパンなどの主食を減らし、肉や魚をその分多くとることで、必然的に減らせるようになるでしょう。

◆鉄

鉄の状態は、フェリチン値が参考になります。先にお伝えした通り、血液内のヘモグロビンよりも先に、肝臓や筋肉細胞内に貯蔵されたフェリチンが減っていくためです。

一般的な基準値は「5〜179」ですが、私はフェリチン1桁はいくらなんでも低すぎると考えています。当院では最低でも50、できれば100ほしいと患者さんたちにはお伝えしています。

Cさんのフェリチンは2年生、3年生ともに20〜30程度と、不足している状態でした。さらに重症だったのがDさんで、13・9と非常に低値だったのです。また、鉄の利用状態の目安となるTIBC、UIBCについては、姉妹共にTIBCはまずまずで、UIBCがやや高め。やはり、鉄不足や栄養不足を示していると推測できました。

◆亜鉛

亜鉛はあまり注目されないミネラル成分ですが、子どもの発達障害の分野では、亜鉛不足が最近注目されています。Cさんの血液中の亜鉛も74と低値でしたが、70台ならば、食事改善で十分回復させることができる数値です。そのため、亜鉛が豊富な食材である牡蠣、レバー、赤身肉、小麦胚芽、卵などをしっかりとるように指導しました。60台まで低くなった時には、亜鉛製剤の内服が必要になります。

女児は初潮をきっかけとした精神不安に注意

Cさんは、2年生の頃の起立性調節障害とかんしゃくについては、質的栄養失調が主な原因でしたが、軽度だったために早期に改善しています。しかし、5年生で生理が始まったのをきっかけに、徐々に同様の栄養不足が悪化し始めました。二次性徴が始まったために、体が必要とする栄養が急に増していくことで、食事からの栄養補給が間に合わなくなってきたことを意味します。経血で失われるのは鉄だけではなく、タンパク質も同様です。

特に、すでに述べた通り、女子は二次性徴が始まる頃からの数年間が、人生で一番エネルギーを多く必要とする時期です。高栄養を意識していないと、容易に栄養不足になってしまいます。

姉が通った道は、同じ食事をしている妹も同様に歩む可能性は高いといえます。実際に、妹のDさんも、小学校低学年で質的栄養失調に陥りました。このまま初潮を迎えれば、また姉と同様の不調が高確率で起こるでしょう。本人と親御さんにそのことについてお伝えしつつ、今後も栄養状態をフォローしていく予定です。

【症例4】「内服なし」の治療を目指して難治となったEさん（17歳・女子生徒）

Eさんは、重度の質的栄養失調を食事中心で改善することを希望しつつも、食の細さからなかなか改善できなかった症例です。起立性調節障害の治療の難しさを感じた例です。

中学3年生の時に、頻繁な立ちくらみ、頭痛、寝つきの悪さ、時々息苦しさを感じるという主訴で当院を受診してきました。中学1年生の時に、近医で起立性調節障害の診断を受け、治療を受けていましたが、なかなか改善しないということで転院してきたのです。

そもそも小学校の時から朝起きが苦手で、授業中の気分不良などがあったとのことでした。中学生に上がり、それが徐々に悪化傾向となりました。立っていることもつらく、座っていることが多いと話していました。

血液検査をしたところ、タンパク質の状態を示すBUNは9、ビタミンBの指標であるGOTは13、GPTは11、鉄の指標のフェリチンは13・9と、すべてがかなりの低値を示していました。さらに鉄の利用状況を示すUIBCが300と、基準値を超えていたため、鉄の利用障害も疑われました（資料27）。

Eさんの栄養療法

私は速やかな回復のために、栄養を補う薬の内服を勧めましたが、Eさんと親御さんは「食事中心で治したい」との要望を持っていたため、高タンパク・高脂質・低炭水化物の食事について説明しました。特に、ビタミンBや鉄を十分に含んだ食材を意識することを重要視してほしいともお伝えしました。

2回目の来院は、初診から約1年後の高校1年生の5月です。朝の体調不良は相変わらず

資料27　Eさんの血液検査の経過

	一般的な基準値	中3	高1	高2
		6月	5月	2月
BUN (mg/dl)	8.0-22.0	9	14	7
GOT (U/L)	13-33	13	17	11
GPT (U/L)	45-107	11	12	<10
T-CHO (mg/dl)	128-219		192	194
HDL-C (mg/dl)	40-96	67	53	80
TG (mg/dl)	30-149	73	125	108
血清鉄 (μg/dl)	45-167	101	48	128
TIBC (μg/dl)	254-394	401	374	304
UIBC (μg/dl)	147-299	300	326	176
フェリチン精密 (ng/ml)	5.0-179.0	13.9	28.2	28.9
血清亜鉛 (μg/dl)	80-130		73	86
HGB (g/dl)	12.00-18.00	12.8	13.3	13.5
MCV (fl)	80.0-100.0	83.3	83.4	85.7
MCH (pg)	28.0-32.0	26.6	27.1	28.9

続いていて、不登校状態になっているとのことでした。食事は気を付けてはいるものの、なにぶん小食である上、肉があまり好きではないことなどから、十分な量がとれていないことがうかがえました。

血液検査ではBUNは改善傾向、鉄の貯蔵量を示すフェリチンは微増している一方で、鉄の利用状況を示すUIBCは326と、1年前よりさらに高値になっており、悪化傾向を示していました。そのため、「食事改善だけでは回復が難しいため、鉄剤の内服も重要です」と説明し、鉄剤をひと月分処方しました。

鉄剤を継続してほしかったのですが、実際に3回目の受診をしてくれたのはさらに4カ月後の高1の9月でした。聞けば、「4カ月かけて1カ月分の鉄剤をやっと飲み切った」とのことです。朝の調子はやや改善し、登校頻度も少し上がったと話していました。

とはいえ、鉄剤は十分な量と回数を重ねていくことが重要です。吸収量もさほど多くないため、貯蔵鉄の増加はゆっくりだからです。残念ながら、1カ月分の鉄剤を4カ月かけて飲めている現状では、大きな改善は見込めません。この時の血液検査で亜鉛不足があることも判明したため、亜鉛製剤も追加処方しました。

4回目の受診は、それからさらに2カ月後の高1の11月でした。朝の症状はさらに改善傾向となり、「すっかり後ろ倒しになっていた就寝時間も、少し早くなってきました」と話していました。これはよい兆しだったため、生活リズムをより安定させるために、眠りのホルモンであるメラトニン製剤を追加しました。この時もひと月分処方し、「次回はひと月後にちゃんと採血で栄養評価しよう」と約束をしました。

しかし、この次の受診はそれから1年と3カ月後、高2の2月でした。朝の不調がまたぶり返しての再診でした。立ちくらみや息苦しさが続き、たまに胸がチクチク痛むようになってきたとのことです。疲れると吐き気もするとのことでした。

血液検査をすると、果たして、タンパク質摂取がかなり低下しており、ビタミンB不足もこれまでの中で一番重症だったのです。その一方で、ＴＧ（中性脂肪）からは炭水化物の量は減っていない傾向が見てとれました。

不調をきたす栄養失調には複数の要因がありますが、Ｅさんはタンパク質不足とビタミンB不足が中心のようです。そのため、高タンパク食を勧めてきましたが、食事での治療というのは、食材選びや実際に食べられる量など、食事を用意する家族や本人の努力が必要になってくるため、なかなか思うように結果が出ないことが少なくありません。日々、食材に気を付けて、食事量もキープする必要があります。それは決して簡単なことではないため、

「食事だけ」で栄養療法を進めると、なかなか改善に結び付かないことは珍しくないのです。

そのため、今回はつらい症状を速やかに改善させるためにも、援軍として「ＥＳポリタミン」というアミノ酸製剤を、鉄剤に加えて処方することにしました。

その後、Ｅさんは２カ月後の高３の４月に再診し、「内服はだいたいできていて、疲れた時の吐き気もなくなりました」と報告してくれました。表情にも少しだけ元気さが出始めたので、今回は少しずつでも改善が期待できそうです。

鉄剤やビタミン剤を使わずに「食事だけで頑張る」というのは考え方としてはよいのですが、改善のスピードはどうしても遅くなってしまいます。そのため、まずは鉄剤やビタミンＢは薬やサプリメントを活用して、少しでも早く改善させ、調子がよくなってから食事だけで維持していくのが現実的です。そのことを改めて確認したケースでした。

【症例5】胃腸の弱さから質的栄養失調、そして不登校になったFくん（17歳・男子生徒）

Ｆくんの不登校は、小学校６年生の時から始まりました。

登校中に気分不良が起こり、学校には何とか行くものの、気分が悪くなって帰ってくることが多かったそうです。翌日もたいていはそのまま気分不良で登校できず、だんだん不登校になっていったとのことでした。

通院先の小児科では起立性調節障害と診断され、「あまり無理をしないように」との指示があったそうです。中学校はそのまま公立中学校に進学しましたが、やはり不登校状態が続き、途中からフリースクールへ転校しました。フリースクールの中学生の部は水曜日だけが登校日でしたが、この週に1回の登校が、彼には精一杯だったようです。

午前中は本を読んだりして自宅でだらだら過ごし、午後は主にゲームをしていたそうです。夕飯は家族と一緒に食べ、夜の11時から12時ぐらいに就寝する生活が続いていました。そして困ったことに、本人はその生活に全く不満を感じていませんでした。

当院には中学2年生の7月、不登校の相談目的で来院されました。食が細く、4歳下の弟さんと同じ体重ということで、心配した親御さんが栄養状態の評価を希望していました。

早速、血液検査を行なったところ、BUNは7とタンパク質不足がかなり悪く、フェリチンは29と、鉄貯蔵も不足していました（資料28）。また、血清鉄が２０９と異常に高い反面、UIBCは基準値以下の１３８と、非常にバランスの悪い状態であることも分かりました。

このように、うまく説明がつかないような数値というのは、身体からの悲鳴のように私は感じます。

Fくんの栄養療法

私は「まずはタンパク質と鉄の状態を改善させることが先決」と伝え、食事指導とビタミンBと鉄剤の内服を開始。その後は2週間ごとにフォローを行ないました。

初診から1カ月半が経過した頃のタイミングで、立ちくらみは改善し寝起きがよくなってきたとのことでした。1日中自宅でだらだらしていたのが、「この間は海へ行って貝拾いをしたり、海水浴をしたりしたんです」と、これまでにないような元気な行動を見せるようになったことをお母さんが話してくれました。

フリースクールはこれまで通り週に1度だけでしたが、登校した日はほぼ一日、学校で生活できるようにもなったようです。買い物や外食の機会も少しだけ増えてきました。

治療開始して3カ月が経った中2の10月の血液検査では、BUNは7と初診時と変わらず少ないものの、ビタミンBやフェリチンの数値は改善傾向を示していました。また、血清鉄やUIBCのバランスも改善に向かっていることが確認できました。

資料28　Fくんの血液検査の経過

	一般的な基準値	中2			中3			高1	高2	高3
		7月	10月	2月	5月	8月	12月	6月	8月	4月
BUN (mg/dl)	8.0-22.0	7	7	11	13	11	12	10	12	12
GOT (U/L)	13-33	21	28	26	29	27	24	19	24	24
GPT (U/L)	45-107	16	29	28	32	31	29	24	26	25
T-CHO (mg/dl)	128-219	147	121	116	117	123	162	144	–	–
HDL-C (mg/dl)	40-96	62	60	60	58	57	61	58	62	58
TG (mg/dl)	30-149	98	103	56	126	131	79	54	89	106
血清鉄 (μg/dl)	45-167	209	165	152	102	–	156	105	80	85
TIBC (μg/dl)	254-394	347	334	314	319	–	308	315	341	316
UIBC (μg/dl)	147-299	138	169	162	217	–	152	210	261	231
フェリチン精密 (ng/ml)	5.0-179.0	29	46	92	77	–	139	148	81	140
血清亜鉛 (μg/dl)	80-130	–	–	–	–	–	–	90	80	114
HGB (g/dl)	12.00-18.00	14.6	16.5	14.8	15.9	16.1	15.7	16	16.4	17.1
MCV (fl)	80.0-100.0	83	88	87	88	88	86	86	86	89
MCH (pg)	28.0-32.0	26.7	29.1	29.1	28.6	28.1	28.3	27.5	28.4	28.5

実際に、初診から4カ月経ったあたりから、フリースクールに週2回、通学できるようになりました。フリースクールへ行かない日も、釣りへ出かけたりと、外出する頻度が増えてきたのは、よい兆しでした。

治療開始7カ月後、中2の2月の採血では、BUNが11、フェリチンが92と、タンパク質と鉄の数字がようやく改善してきました。しかし、その一方でT－CHO（トータルコレステロール）が116と、油の摂取量は不足しています。

この頃から新型コロナウイルス感染症が流行し、フリースクールは休校に。Fくんには当時、下痢や軟便が見られるようになってきたのですが、当初より併用していた整腸剤の「ミヤBM」を「ビオスリー」に変更して、経過を見ることにしました。

途中、心理士面談などを交えながらフォローを続けました。

治療開始から10カ月目、中3の5月の採血では、BUN13、フェリチン77と、まずまずの良好状態になり、血清鉄やUIBCの数字もバランスのよい数字になってきました。ただし、やはり油の摂取不足がまだ継続していたので、良質な油の摂取について説明しました。

新型コロナの流行が続き、フリースクールではスクーリング（登校して授業を受けること）はないままでしたが、オンライン授業が始まり、他の生徒との関わりも持てるようになってきている様子でした。食事も3食きちんと食べられるようになってきました。

1年間の治療を経てせっかくの改善傾向が見えた頃に、新型コロナ流行によるスクーリング休講があったことで、外出する機会が減少してしまい、そのために食欲の低下も見られましたが、検査結果や表情は、1年前に比べて明らかに元気な様子に変わっていました。

治療開始から13カ月が経った中3の8月、元気はありながらも頻繁に下痢を起こすようになっていました。その影響が出たのか、タンパク質の状態がやや低下し、炭水化物が増えてきているようでした。

そんな状態の変遷はありましたが、治療開始から15カ月経った中3の10月には、少し日焼けしてたくましくなったFくんの様子がありました。夏以降、積極的に外出することが増えたとのこと。中3の12月にはフェリチンが139まで上昇しました。

Fくんはそのまま通信制の高校に進み、スクーリングが週3まで増えていきました。新しい環境の中で緊張することが多かったようで、下痢は続いているとのことでした。

高2の3月に半年ぶりにやってきたFくんは、元気に過ごしてはいるけれども、「友達と話している最中におなかが痛くなるのがつらい」と訴えてきました。そこで、過敏性腸炎の治療薬「イリボー」を処方。この薬は効果があったようで、「トイレにかけこむほどの腹痛はなくなった」と報告してくれました。イリボーのほか鉄剤も、内服をやめてしまうと下がる傾向にあるため、少量で継続してもらっています。

現在高校3年生のFくんは、健康的に日焼けして、非常に精悍《せいかん》で活気に満ちあふれています。高校卒業後の進路についても前向きに考えているようなので、彼なりのいい人生設計ができるといいなと思っています。

【症例6】「隠れビタミンB不足＋新型コロナ感染」でガス欠になったGくん（12歳・男児）

G君は小学5年生の1月、立ちくらみや起床のつらさを主訴に当院を受診してきました。そのひと月ほど前から症状が出始め、年末年始にはどんどん悪化していったとのこと。もともと朝は苦手な方で、遅刻することもあったといいます。

血液検査で栄養評価をしたところ、BUNが11、T-CHO（トータルコレステロール）も124といずれも低値、HDL-Cも小児としてはやや低めの58であることから、タンパ

資料29　Gくんの血液検査の経過

	一般的な基準値	小5	小6			中1
		1月	4月	8月	11月	5月
BUN (mg/dl)	8.0-22.0	11	13.2	コロナ罹患	10	9.4
GOT (U/L)	13-33	21	24		16	23
GPT (U/L)	45-107	19	11		<10	15
T-CHO (mg/dl)	128-219	124	−		122	
HDL-C (mg/dl)	40-96	58	69		63	65
TG (mg/dl)	30-149	72	51		67	56
血清鉄 (μg/dl)	45-167	118	96		85	51
TIBC (μg/dl)	254-394	350	334		305	307
UIBC (μg/dl)	147-299	232	238		220	256
フェリチン精密 (ng/ml)	5.0-179.0	40.1	67.6		69	69.3
血清亜鉛 (μg/dl)	80-130	87	−		73	81
HGB (g/dl)	12.00-18.00	13.9	14.4		13.8	13.6
MCV (fl)	80.0-100.0	82.9	82.7		84.6	86.4
MCH (pg)	28.0-32.0	27.7	28.2		29.2	28.5

ク質と脂質が共に不足していることが認められました（資料29）。

亜鉛は基準値内、鉄の蓄えであるフェリチンは40・1とやや低めですが、トラブルを起こすような数値ではありません。鉄の利用の目安であるＵＩＢＣも２３２と少し高い程度で、鉄にまつわるトラブルではなさそうです。

ビタミンＢの目安となるＧＯＴやＧＰＴも比較的良好で、この値からだけ判断すると、ビタミンＢ不足はなさそうに思えるのですが、タンパク質不足があることから、何らかの要因でＧＰＴが上がっているだけで、ビタミンＢ不足はあるだろうと考えました。

初診時の評価としては、Ｇくんの不調はタンパク質や脂質不足が原因であると判断しました。

Ｇくんの栄養療法

タンパク質、脂質をとるための食事を指導し、ビタミンＢサプリと鉄剤、酪酸菌製剤（整腸剤）の内服を開始。２週間後のフォローでは、起床はまだつらいものの、午後にはだいぶ元気になってきているとのことでした。立ちくらみはしばしばあるようでしたが、それもひと月後にはなくなりました。内服がきちんと進められていることがよかったのでしょう。

小6の4月、初診から3カ月後に、2回目の栄養再評価を行ないました。BUNは11から13・2まで改善しており、HDL－Cも増加していることから、しっかりタンパク質、脂質をとっていることが分かりました。さらにフェリチンも40・1から67・6に上昇。鉄剤の効果が出ています。

ただ、初診時には一見、不足が見受けられなかったビタミンBでしたが、今回はGOT24、GPT11と、ビタミンB不足がはっきりと認められました。ビタミンBサプリを飲んでいるにもかかわらず低値ということは、初診時はもっと強いビタミンB不足が存在していたことが分かります。初診時から内服を始めていたのは正解でした。

血液検査の項目は様々な要因で上下するため、評価が非常に難しいといえます。他の項目との関連で推測することも重要になってくるため、単に基準値との比較をしただけでは判断を誤る恐れがあります。

検診や人間ドックというのは基準値との比較しかしませんので、的外れな指摘になることが少なくありません。検診の目的が「異常の早期発見」であるため、疑わしいものはすべてピックアップするというのは仕方のないことではあります。

一方で、基準値との比較しかしないため、例えばGOTやGPTは肝機能障害の視点でのみ評価されることから、ビタミンB不足の指摘を受けることなどありえません。このあたりが、検査結果を読む際の落とし穴といえるでしょう。

さて、Gくんはというと、朝はまだ起きるのにつらさがありますが、立ちくらみもなくなり、だいぶ元気になってきました。鉄や亜鉛も大きな問題ではなくなったので、今後の課題は、高タンパク高脂質食の継続と、ビタミンBの継続に絞られました。

鉄剤はその時点で2カ月分処方して、半年後に再検フォローとしました。男性の場合は貯蔵鉄が急に減ることは考えにくいので、十分な鉄貯蔵が認められた場合には、内服はいったん中止して経過を見るのがよいと考えます。半年後もよい値であれば、食事からの鉄が十分であることが分かりますので、薬剤を完全に中止することができます。

新型コロナ感染で抜け毛にも

ところがその後、小6の8月に新型コロナに感染したとのことで、体調不良がしばらく続いてしまったことがありました。「抜け毛が多くなった」とも話していました。11月に受診した際の検査上でも、BUNは10に下がり、GOTやGPTも悪化。T－CHO（トータルコレステロール）は122に下がっていました。

新型コロナ感染症に罹患したことで栄養的にも悪化し、抜け毛などを招いたものと思われます。亜鉛も下がっていましたが、まだ食事で何とかなるレベルと判断し、亜鉛製剤の処方はせずに、レバーなどを食べるように指導しました。

新型コロナ感染後のダメージ回復には、ある程度の期間が必要と考え、回復を焦らずにじっくり確実に栄養補充に取り組むことについて説明しました。

幸い、小6の1月には元気を取り戻すことができました。

中1の5月には、なんとテニス部に入り、毎日練習に励んでいるとのことでした。自分のラケットも購入して、やる気満々とのことです。立ちくらみの再燃もなく、朝起きも平気で遅刻もなし。新型コロナ罹患後の抜け毛もなくなったとのことでした。

血液検査では、ビタミンBの目安となるGOTやGPTはより高い数値となっており、フェリチンや亜鉛の数値も良好です。BUNはほぼ横ばいですが、部活に入って運動量が増えたことでタンパク質の必要量も増えているでしょうから、まずまずの結果といえます。なによりも元気に部活もできているという体調面での改善こそが、重要な事実です。

起立性調節障害の回復までに1年かかりましたが、中学へ進学、そしてテニス部で頑張っていると聞き、経過を見守ってきた医師として、とてもうれしくなりました。

【症例7】高タンパク高脂質の食事をしている私の子どもたち

本書では、血液検査の結果をもとに、タンパク質不足やビタミンB不足、鉄不足などが起立性調節障害の原因の一つであると説明してきました。

ところで、「高栄養を意識した食事をすれば、検査の数字は本当によくなるのか?」と疑問に思う読者も少なくないと思います。

そこで、最後の症例として、私の子どもたちの検査結果を紹介しようと思います。本稿執筆時に、小学校5年生を筆頭に4人の娘がおります。皆、うるさいぐらい元気で活発です。ここ1年以内に検査した結果がありますのでお示ししましょう(資料30)。

動物性タンパク質メインの毎日でBUNは高値をキープ

わが家の食卓では、肉やチーズ、レバーなどを日頃から意識して並べるようにしています。そのため、タンパク質摂取量の目安であるBUNは4人ともおおむね高値、ビタミンBの目安であるGOT・GPTも良好です。

資料30　今西ジュニアの血液検査結果

		一般的な基準値	長女	次女	3女	4女
			小5	小3	小2	年長
BUN	(mg/dl)	8.0-22.0	17.2	21.7	22.5	27
GOT	(U/L)	13-33	27	31	35	29
GPT	(U/L)	45-107	14	23	23	19
T-CHO	(mg/dl)	128-219	−	−	−	170
HDL-C	(mg/dl)	40-96	80	71	70	67
TG	(mg/dl)	30-149	37	30	38	106
血清鉄	(μg/dl)	45-167	69	83	100	126
TIBC	(μg/dl)	254-394	297	300	307	331
UIBC	(μg/dl)	147-299	228	238	207	205
フェリチン精密	(ng/ml)	5.0-179.0	179	130	123	62.3
血清亜鉛	(μg/dl)	80-130	75	71	70	92
HGB	(g/dl)	12.00-18.00	13.2	13	12.9	12.3
MCV	(fl)	80.0-100.0	84.7	86	85.3	80.6
MCH	(pg)	28.0-32.0	28.9	27.5	27.9	26.5

フェリチンやTIBCも良好で、鉄の貯蔵レベル、活用レベルも問題ありません。ただし、亜鉛はやや低めです。4人の中で長女がやや下がり気味（?）なところがあり、これは思春期が近づいてきて栄養需要が増してきていることを示している可能性があります。やはり女児は10歳を過ぎると、栄養のテコ入れが必要となることが分かります。

このように、普段の食事で高タンパクを実践し、不足しがちな栄養素を補えるように食材や献立を意識することで、おおむね良好な栄養状態を保つことは可能です。

加えて、二次性徴が始まったり、運動系の部活などで活動量が多い時は、サプリメントの活用もありだと考えてください。

男女を問わず、二次性徴期は一生の中で一番高カロリーかつ高栄養が必要な時期であるという認識を持つことが大切です。親子一緒に栄養を意識した食生活を送れば、起立性調節障害はもちろん、様々なメンタルトラブルや身体的トラブルとも無縁な生活を送ることができるでしょう。

おわりに

本書の原稿を書き進める中、若いころに読んだ2冊の書籍が頭をよぎりました。レイチェル・カーソン『沈黙の春』と、有吉佐和子『複合汚染』です。

どちらも産業革命以後の化学物質による生態系への悪影響や環境汚染に対して、警鐘を鳴らすものでした。便利さや効率のよさと引き換えに大きな代償を払っている、現代社会の闇の部分に光を当てた書籍です。

起立性調節障害と環境汚染とに関係があるわけではありませんが、この疾患の背景には、私たちが日常あまり意識していないような、様々な要因が複雑に絡んでいます。そういった点で、先入観を持たずに幅広い視点から本疾患を眺めていく必要があると、私は考えています。「朝の血圧が低い」といった、目先の現象にとらわれていたのでは、起立性調節障害の本質が見えてこないのです。

個性の重視、多様性の重要性が叫ばれてはいるものの、学歴偏重の風潮は変わりません。学校が終わっても、塾通いやお稽古事など、現代の子どもたちは夜までスケジュールがいっぱいです。両親が共働きだったり、核家族化が進行していたりすることから、3世代揃って、家庭で調理したものを家族みんなで食べる……という、少し前までは当たり前であった光景は、本当に昔のものとなってしまっています。

その一方で、食事は塾の合間にコンビニ弁当ですませてしまう、といった子どもたちは増えています。誰もがスマホを手にして、YouTubeをはじめとした無数の情報源にたやすくアクセスできる状況にあり、コンビニやファミリーレストランなどの外食産業の利用頻度も格段に増しています。この20〜30年の間に、子どもたちをとりまく生活スタイルはあまりにも大きく変化してきました。

本書の中でも触れていますが、その変化の中で、食材が持つ栄養素も大きく変わってきました。調理済み食品はもちろんですが、大幅に加工されている食材もまた、本来の栄養素を含んでいないことが少なくないようです。冷凍技術をはじめとする加工技術により、いつでもどんな食材でも手に入り、食材の旬という感覚が薄れてきてしまっています。いつでも手に入りますが、その一方で、含まれる栄養価は下がってしまっています。ところが、見た目は変わらないため、私たちにはそれに気が付くすべはありません。

冒頭で引き合いに出した、2冊の書籍が脳裏をかすめた理由は、このようなところにあります。

病気の成り立ちは様々です。ウイルスや細菌の感染、遺伝子の異常、外部からの物理的・化学的・生物学的な要因によるもの、免疫系の異常、生活習慣によるもの、腫瘍……などに分類されますが、忘れてはならないのが、栄養に起因するものです。

現代の医学では、鉄不足による鉄欠乏性貧血などは一般に注目されますが、それ以外の栄養トラブルはあまり重要視されていないのが現状です。病気は薬で治すものだという考えが主流で、病気の原因を栄養に求める視点はほとんどないといっていいくらいです。

厄介なことに、起立性調節障害は栄養問題を根底に抱えてはいますが、上述した現代社会の持つ様々な特徴が複雑に関連した複合疾患といえるところにあります。

起立性調節障害には様々なアプローチが必要ですが、栄養的な視点から食生活を見つめなおすことで、解決の糸口を見つけることができると信じて、筆をおきます。

令和5年8月

今西康次

推薦のことば——①

「科学的に『栄養療法』が解説された医学生の教科書にもなる一冊」

私は今西先生と高校時代の同級生であり、内科医として働いています。沖縄での講演のあと、同地で開業されている今西先生を誘い食事を共にした折、本書の推薦文を依頼されました。

正直なところ、内容をよく知らずに引き受けたことを少し後悔しました。「栄養療法」という言葉を聞き、「もしかして、特定のサプリメントを絶賛するような内容だったらどうしようか」と心配になったためです。

ところが、それは杞憂《きゆう》だったのです。原稿を読んで、すぐにほっとしました。本書は非常に科学的な内容でありながら、一般向けにも分かりやすく書かれており、医学生の教科書にさえ利用できる内容でした。栄養療法、食事の重要性が偏りなく、丁寧に解説されています。

今西先生はもともとエンジニアでしたが、「子どもたちを救いたい」という強い思いから医学部に入り直し、小児科医となられました。この経歴からも、本書の科学的な正確性と信頼性が伝わってきます。

本書が、朝起きられない子どもたちの栄養改善に寄与し、彼らが朝スッキリと目覚められるようになることを期待するばかりです。私自身も、仕事の日は起きにくく（釣りの日は朝4時でも、ぱっと目覚めますが……笑）、この本を再度熟読して、仕事に役立てたいと思います。

佐賀大学医学部内科学講座　教授　木村晋也

推薦のことば──②

「起立性調節障害治療において『子どもの食事栄養』という新しい視点が示された」

今、学校に来ることができない子どもが増加しています。その理由は様々ですし、そもそも、その原因にはいくつかの要因が複雑に絡んでいることが多いのでしょう。学校に来ることができない子どもの中で、最近しばしば耳にするのが、「朝起きられない」という子どもたちの存在です。

朝は学校に来られないほど調子が悪いにもかかわらず、昼過ぎには元気になったり、行事の時は平気で登校できたりする子どももいるようで、周囲には「怠けている」ように見られてしまいます。一日の大部分の時間を過ごす学校で、教師やクラスの友人からそのような目で見られるとすれば、学校が楽しい場所ではなくなってしまうでしょう。

朝に元気が出ない原因も、単一とは限らず複雑だと想像はしますが、本書の著者である今西先生が最前線で治療に取り組む中で、お気づきになった起立性調節障害と栄養の因果関係は、本書で示されているとおり、説得力のあるものです。朝起きられない、学校に行けない、「起立性調節障害」とはどんな病気なのか、分かりやすい解説とともに、子どもの食事栄養という新しい視点が示されています。

起立性調節障害に悩む子どもさんたちを前に途方に暮れている保護者の方々はもとより、学校関係者に対し一石を投じる書だと思います。

大阪教育大学理事・副学長・附属高等学校　校長　広谷博史

推薦のことば――③

「栄養学を武器に、起立性調節障害治療に挑戦した医師に賛辞を」

畏友、今西康次先生が本を書いたというので拝読しました。

今西君（私と同年代です）は猛烈な電通マンから方向転換して小児科医になった珍しい人で、私のいた聖路加国際病院で研修しました。該博な知識と好奇心、並外れた気力と体力を頼もしく思いました。その後、今西君は栄養の問題を中心に据えて小児科クリニックを開業し、まずは肥満などの生活習慣病予備軍の医療に注力しました。

そして今回、栄養学を武器に、起立性調節障害に挑みました。面白い本です。

今西君が指摘するように、現在、大学医学部では、栄養学はすでに解決したものとして隅《すみ》っこに追いやられていますが、現代人の多くは栄養失調であり、それは起立性調節障害のみならず、不登校、スポーツ貧血、発達障害など多くの病気を引き起こすというのは恐ろしくもあり、親しみやすくもあり。

これは小児だけの問題ではなく、成人の問題でもあります。

私は本書を大学の医学生たちに薦めようと思います。

北海道大学大学院医学研究院小児科学教室　教授

真部淳

きと1日の摂取量」
https://www.tyojyu.or.jp/net/kenkou-tyoju/eiyouso/vitamin-b1.html
・鈴木美穂、鏑木陽一郎、永田智「小児と腸内細菌叢」『小児科臨床』72巻4号、423-427頁、2019年4月
・本郷道夫「腸内細菌と精神神経疾患からみる腸脳相関」『心身医学』62巻6号、451-457頁、2022年

かに使うか？留意点は？」『薬局』71巻10号、2020年
・生田克哉「生体内の鉄代謝制御メカニズム」『週刊日本医事新報』4921号、28頁、2018年8月18日
・小原明「血清鉄、総鉄結合能、フェリチン」『小児内科』42巻7号、2010年7月
・出居真由美「検査のはなし Vol.12 専門医が教える職場や市町村による健康診断での検査結果をみたとき異常値の意味と改善法…17「血清鉄」」『日本衛生検査所協会誌 ラボ』499号、2020年8月
・内田立身「鉄および経口鉄剤の吸収」『週刊日本医事新報』3640号、14-17頁、1994年1月29日
・目黒邦昭「鉄代謝とその異常」『仙台医療センター医学雑誌』7巻1号、3-14頁、2017年12月
・鳥本悦宏、生田克哉、高後裕「鉄代謝総論」『診断と治療』99巻7号、1155-1161頁、2011年
・高後裕「鉄代謝調節のメカニズム」『Medical Technology』41巻9号、934-940頁、2013年
・大柳元、眞野成康「鉄剤で留意すべき副作用・相互作用は？」『薬局』71巻10号、2020年
・杉本耕一「鉄剤の使い方」『日本医師会雑誌』137巻6号、2008年9月
・小川真里子、高松潔「鉄剤の消化器症状」『薬局』69巻2号、2018年
・日本脂質栄養学会「コレステロール論争資料」http://jsln.umin.jp/guideline/index.html
・北海道整形外科記念病院HP「スポーツ貧血」
https://www.hokkaido-seikei-kinen.jp/examples/anemia
・今川重彦、中彩乃、堀江正樹「スポーツと貧血」『日本医師会雑誌』137巻6号、2008年9月
・Abram Hoffer, Andrew W. Saul, Harold D. Foster. Niacin The Real Story. Basic Health Publications, Inc., 2015
・宮崎総一郎「伸びる子どもの睡眠学」『沖縄の小児保健』39号、2012年3月
・錦恵那監修「セロトニン・ストレス・起立性障害の関係　セロトニンの分泌方法を解説」起立性調節障害改善協会HP
https://odod.or.jp/kiritsusei-tohaod-3141/
・長寿科学振興財団ウェブサイト『健康長寿ネット』「ビタミンB1の働

年
・武井智昭「起立性調節障害の原因は？発症期間や発症しやすい人の特徴」起立性調節障害改善協会 HP
https://odod.or.jp/kiritsusei-tohaod-220/

第2章

（＊6） Jane Pei-Chen Chang, et al. High-dose eicosapentaenoic acid (EPA) improves attention and vigilance in children and adolescents with attention deficit hyperactivity disorder (ADHD) and low endogenous EPA levels. Translational Psychiatry, 9 (1): 303, 2019
（＊7） WHO「補完食　母乳で育っている子どもの家庭の食事」
https://apps.who.int/iris/bitstream/handle/10665/66389/WHO_NHD_00.1_jpn.pdf
（＊8） Hiroshi Kunugi, et al. Low serum cholesterol in suicide attempters. Biological Psychiatry, 41 (2): 196-200, Jan 15, 1997
（＊9） Tetsuo Harada et al. Correlation between Breakfast Tryptophan Content and Morningness-Eveningness in Japanese Infants and Students Aged 0-15 yrs. J Physiol Anthropol, 26 (2): 201-207, 2007
（＊10） NPO法人食品と暮らしの安全基金「増補改訂　心身を害するミネラル不足食品」月刊『食品と暮らしの安全』382号別冊、2021年2月

・濱島崇「最低限知っておきたい正常思春期のからだの変化」『小児科診療』82巻12号、1641-1646頁、2019年12月
・藤野泰彦「栄養と発達障害」『チャイルドヘルス』23巻8号、575-578頁、2020年8月
・浦部晶夫「女性にみられる貧血へのアプローチ」『日本医師会雑誌』137巻6号、2008年9月
・今井篤志「教えてホームドクター　女性に多い貧血」『岐阜新聞 Web』
https://www.gifu-np.co.jp/articles/gallery/2766
・杉村基「鉄剤を使いこなす“知識”と“ノウハウ”！　妊婦で鉄剤をい

【主要参考文献】

第１章

（＊1） Iris Shai, et al. Weight loss with a low-carbohydrate, Mediterranean, or low-fat diet. N Engl J Med 2008; 359: 229-241
（＊2） 日本小児心身医学会『小児心身医学会ガイドライン集（改訂第２版）――日常診療に活かす５つのガイドライン』南江堂、2015年７月
（＊3） 岡山県教育委員会「起立性調節障害対応ガイドライン」https://www.pref.okayama.jp/uploaded/life/604493_5061359_misc.pdf
（＊4） 日本小児科学会小児慢性疾病患者の移行支援ワーキンググループ「小児期発症慢性疾患を有する患者の成人期移行に関する調査報告書」2016年５月
（＊5） 日本学校保健会『平成28～29年度　児童生徒の健康状態サーベイランス事業報告書』第５章「12　体型とダイエット」69-71頁、2018年

・藤田之彦「起立性調節障害研究を振り返る」『小児保健研究』79巻３号、197-203頁、2020年
・坂本昌彦監修、関正樹著『小児科医・かかりつけ医に知ってほしい発達障害のこと』南山堂、2022年６月
・田原卓浩「めまい、立ちくらみ」『小児内科』43巻10号、1684-1687頁、2011年
・五島史行「小児のめまい」『小児耳鼻咽喉科』32巻３号、305-309頁、2011年
・平吉里奈「海外と違う！日本の起立性調節障害の診療　国際化を目指すポイントを考察」『Medical Tribune』2022年11月15日 https://medical-tribune.co.jp/news/2022/1115548081/
・新村一郎、千田恵吾「自律神経調節障害（起立性調節障害）」『小児科診療』58巻増刊号、343-345頁、1995年
・中澤聡子「起立性調節障害の一卵性双生児の２家族例」『子どもの心とからだ　日本小児心身医学会雑誌』24巻３号、298-302頁、2015

今西康次（いまにしやすつぐ）

1961年京都府生まれ。じねんこどもクリニック（沖縄市）院長。日本小児科学会専門医、日本スポーツ協会公認スポーツドクター、日本プライマリ・ケア連合学会指導医、ICD（感染症制御医師）。洛南高校、名古屋大学理学部地球科学科卒業後、電通国際情報サービスにエンジニアとして勤務。長女を心臓病で亡くしたことをきっかけに35歳で大分医科大学（現大分大学医学部）入学。卒業後、中部徳洲会病院、聖路加国際病院小児科チーフレジデント、南部徳洲会病院小児科部長を経て開院。食事栄養療法を中心にした発達障害診療に注力。マラソンはサブ4、自然と自然科学を愛し、やんばるで農場も営む4児の父。著書に『ダイエット外来の減量ノート』（筑摩書房）、共著に『体、知能がグングン育つ離乳食』（エクスナレッジ）など。

朝《あさ》、起《お》きられない病《やまい》

起《き》立《りつ》性《せい》調《ちょう》節《せつ》障《しょう》害《がい》と栄《えい》養《よう》の関《かん》係《けい》

2023年9月30日初版1刷発行

著　者 ── 今西康次

発行者 ── 三宅貴久

装　幀 ── アラン・チャン

印刷所 ── 萩原印刷

製本所 ── ナショナル製本

発行所 ── 株式会社光文社
東京都文京区音羽1-16-6（〒112-8011）
https://www.kobunsha.com/

電　話 ── 編集部03（5395）8289　書籍販売部03（5395）8116
業務部03（5395）8125

メール ── sinsyo@kobunsha.com

 ISBN 978-4-334-10069-8

1251
山本五十六、最期の15日間
歴史に埋もれた「幻の3番機」
池田遼太
〈語り〉青木藏男
「私は1943年4月18日、米軍に撃墜された長官機の後ろを飛んでいました」。99歳の元搭乗員が明かす、山本五十六の戦死の真相。日本海軍の頂点と地べたが交わる戦場ノンフィクション。
978-4-334-04658-3

1252
再考 ファスト風土化する日本
変貌する地方と郊外の未来
三浦展
全国各地のロードサイドに同じような商業施設が建ち並ぶ「ファスト風土化」によって、郊外とそこに暮らす人々の意識はどう変わったか。小説家、建築家、研究者ら13名の論考を収録。
978-4-334-04659-0

1253
コミュ力は「副詞」で決まる
石黒圭
「めっちゃ」「やっぱり」「じつは」「なるほど」「せっかく」「あいにく」「おかげさまで」…etc. 気持ちを効果的に伝える最強の助っ人「副詞」、その分類と機能を知り、使い方の勘所を学ぶ。
978-4-334-04660-6

1254
阪神タイガースはなんで優勝でけへんのや？
喜瀬雅則
歴史 看板 風土 戦略 育成 苦悩 誤解 派閥 そして「アレ」――9つの枠組で分析する優勝が遠のく理由。阪神ファンの元番記者だから書けた「新・阪神タイガース論」。
978-4-334-04661-3

1255
定年前と定年後の働き方
サードエイジを生きる思考
石山恒貴
定年前と定年後の働き方は、個人の思考ひとつで大きく変わる――。この時期を、どう働き、どう過ごし、どう生きるのか。幸福な働き方を実現する思考法を、研究理論と実例から探る。
978-4-334-04662-0

光文社新書

1256
編集者の読書論
面白い本の見つけ方、教えます
駒井稔

古典新訳文庫創刊編集長が綴《つづ》る気取らぬ読書論。話題は海外の書店や出版社、作家、歴史的人物、古典、短編、児童書へと縦横無尽に広がり、未読の本の存在にわくわくすること間違いなし！

978-4-334-04663-7

1257
超遺伝子《スーパージーン》
藤原晴彦

生き物の不思議を司る超遺伝子。メスの一部だけが擬態するナガサキアゲハなど、ダーウィンとウォレスが残した謎を解き明かして見えてきた、遺伝学の新たなフロンティアに迫る。

978-4-334-04664-4

1258
理想の職場マネージメント
一軍監督の仕事
髙津臣吾

個性豊かな選手がひとつの方向を向くチームをつくるには？ セ・リーグ連覇、交流戦優勝、ゆとりローテーション、言葉の力——球界に革新を起こす名将が自らのマネージメント手法を語る。

978-4-334-04665-1

1259
参議院
倉山満

参議院を制する者が日本の政治を制する——。参議院とはいかなる存在なのか。誕生の背景から歴代政権のスタンス、そして現代日本政治まで、憲法学、政治学、歴史学の視点で検証。

978-4-334-04666-8

1260
東大生のジレンマ
エリートと最高学府の変容
中村正史

急増する休学者に、急進的な起業志向——保守的なはずの東大で、あえて「レール」を踏み外す学生が増えている理由とは？ 激変する東大と東大生の「今」を、当事者たちの声が浮き彫りにする。

978-4-334-04667-5

1261
宇宙・0・無限大
谷口義明

私たちの想像が及ばないほど広大な宇宙は無限の大きさを持つのか。また、この宇宙に0となる物理量は存在するのか。シンプルながらも深遠な問いに天文学者が果敢に挑む一冊。

978-4-334-04668-2

1262
世界視点で読む
企業戦略とアート
上坂真人

なぜ世界のトップ企業は事業としてアートに投資するのか。日本には何が欠けているのか。ビジネスとしてのアートの役割と活用法を、豊富な事例とデータから分析・提言する。

978-4-334-04669-9

1263
教養を磨く
宇宙論、歴史観から、話術、人間力まで
田坂広志

哲学の究極の問い／「運命」とは何か／「人生百年時代」の覚悟／「死」とは何か／二一世紀の「利他主義」――教養とは答えの無い問いを問い続ける力。21世紀の「新たな教養」論。

978-4-334-04670-5

1264
戦時下のウクライナを歩く
岡野直

突如始まったロシアによるウクライナ侵攻。破壊された街で、失われた日常に、そこに生きる人たちは何を思うのか。ジャーナリストが歩いて、見て、聞いた、市民による〝戦い〟の記録。

978-4-334-04671-2

1265
アフガニスタンの素顔
「文明の十字路」の肖像
青木健太

カブール陥落から2年――タリバン統治の実態は？ 女性の権利は？ 和平実現への道筋は？ そして日本が果たすべき役割は？ 激変するアフガニスタン社会を広く深くリポート。

978-4-334-04672-9

1266
生理痛は病気です
邱紅梅

「我慢してやり過ごす」はNG！　日本女性の生理が社会の犠牲になっていること、その先に待ち受けるリスクを解説。原因を根本から解決する「養生」の方法を中医学をベースに伝える。

978-4-334-04673-6

1267
ChatGPTの全貌
何がすごくて、何が危険なのか？
岡嶋裕史

ChatGPTと上手に付き合う方法を学び、その能力を最大限引き出すには？　基礎知識からクリエイティビティ、今後の進化、人類の未来への影響までわかりやすく解説。

978-4-334-10013-1

1268
アートとフェミニズムは誰のもの？
村上由鶴

「みんなのもの」になろうとするエネルギーを持っているアートとフェミニズム。両者に対する理解の断絶が進んでいる現在の状況に風穴を開けるには？　美学研究者による新しい試み。

978-4-334-10014-8

1269
不自由な社会で自由に生きる
「自由論」講義録
ウスビ・サコ編

社会は自由なように見えて、昔も今も違う形で不自由だ。宗教、表現、芸術、性、公共、そして私自身――。私たちを縛るものを知り、自由をつかみとるための8つのレッスン。

978-4-334-10015-5

1270
まんが 押川先生、「抗がん剤は危ない」って本当ですか？
押川勝太郎
おちゃずけ

怖いのは、闘う相手の正体を知らないから――治療の不安、医師との関係、お金、患者会、食事、周囲の人の心得など様々な疑問に、YouTubeで活躍の腫瘍内科医がまんがで答えます。

978-4-334-10016-2